AF401235

# ESSAI

## SUR LA CURE PRÉVENTIVE

### DE

# L'HYSTÉRIE FÉMININE

## PAR L'ÉDUCATION

PAR

## M<sup>lle</sup> Georgette DÉGA

DOCTEUR EN MÉDECINE

PARIS

LIBRAIRIE FÉLIX ALCAN

SUCCESSEUR DE GERMER BAILLIÈRE & C<sup>ie</sup>

BOULEVARD SAINT-GERMAIN, 10

—

1898

ESSAI SUR LA CURE PRÉVENTIVE

# DE L'HYSTÉRIE FÉMININE

## PAR L'ÉDUCATION

# ESSAI

## SUR LA CURE PRÉVENTIVE

### DE

# L'HYSTÉRIE FÉMININE

## PAR L'ÉDUCATION

PAR

## M<sup>lle</sup> Georgette DÉGA

DOCTEUR EN MÉDECINE

PARIS

## LIBRAIRIE FÉLIX ALCAN

SUCCESSEUR DE GERMER BAILLIÈRE & C<sup>ie</sup>

BOULEVARD SAINT-GERMAIN, 10

1898

# AVANT-PROPOS

Avant de publier ce modeste travail, travail qui nous a servi de thèse inaugurale, nous tenons à témoigner à nos maîtres de la Faculté de Bordeaux notre vive gratitude pour les bons enseignements que nous en avons reçus.

L'année que nous avons passée près de M. le professeur Pitres laissera dans notre esprit un impérissable souvenir de respectueuse reconnaissance.

Enfin, dans les pages qui vont suivre, nous chercherons à marcher dans la voie où M. le professeur Morache engage ses élèves à le suivre, celle des vues d'ensemble, celle de la recherche passionnée du vrai, poursuivie avec cet esprit de personnalité qui expose parfois à des erreurs passagères, mais qui est à lui seul un puissant facteur de progrès.

Ses conseils, ses encouragements, nous ont été précieux; nous ne pourrons jamais trop l'en remercier.

# INTRODUCTION

« Je ne sais s'il est indispensable que
» la mère allaite de son sein; il l'est,
» j'en suis sûr, qu'elle allaite de son
» cœur. »

(J. Michelet.)

« En réalité, dit M. le professeur Pitres dans ses *Leçons cliniques sur l'hystérie et l'hypnotisme*, le mot d'hystérie est un vocable abstrait par lequel on désigne non pas un être pathologique à physionomie distincte et uniforme, mais une foule d'accidents nerveux, en apparence très différents les uns des autres, bien qu'ils appartiennent à une *seule et même famille naturelle.* »

Cette famille naturelle est, précisément pour nous, un objet de vive préoccupation, et l'on peut se demander si l'hystérie telle qu'on l'entend actuellement n'est pas en quelque sorte le résultat d'une véritable synthèse, opérée par les sujets eux-mêmes, et cela à leur insu.

Nous verrons bientôt ce que l'on doit entendre par là.

En outre, en observant les malades, on peut aisément conclure que toutes ne doivent pas être placées au même point, que peut-être bien le vocable *hystérie* devient un véritable abus de langage. Enfin, il est permis de croire que beaucoup d'enfants, dont l'éducation physique et morale a été négligée ou mal comprise, sont qualifiés d'hystériques pour cause d'anémie excessive, d'esprit faussé, ou de mauvais caractère qu'entraîne une direction maladroite.

En effet, il semble que l'on ne doive pas classer dans la

même catégorie telle jeune fille de quinze à vingt ans qui, à la moindre émotion, à la moindre contrariété, croit devoir s'abandonner aux douceurs d'une attaque de nerfs, et telle femme de trente à quarante ans, qui devient un terrible embarras pour sa famille, atteinte comme elle l'est de paralysie, d'amaurose ou de tout autre accident fort grave dans ses manifestations.

C'est essentiellement des premières qu'il va être question dans ce travail; c'est pour elles, pour les novices de l'hystérie, que l'on peut préconiser une éducation préventive ou curative, selon les cas.

Cependant, il ne faudrait pas croire que la tâche soit bien facile. Ce n'est pas ici le lieu de céler à qui que cela soit les difficultés sans nombre que créeront au médecin non seulement les circonstances les plus fortuites, mais encore ceux-là mêmes qui auraient le plus grand intérêt à les aplanir.

On aura contre soi, il ne faut pas se le dissimuler, le sujet d'abord, car personne n'ignore que l'hystérique est une malade ardemment désireuse de conserver son mal, quelle qu'en soit la gravité apparente.

En second lieu, l'entourage, qui, à son insu, semble avoir pris un soin jaloux à développer l'état maladif dont il s'agit, et continue à remplir le même rôle en le cultivant avec amour.

Enfin, le mode d'existence, que l'on ne changerait pour rien au monde, dût-on y perdre complètement la santé de la malade.

Voici, par exemple, un type de jeune fille dont la mère, une excellente femme, « a ses nerfs » de temps à autre, selon sa propre expression. Après avoir laissé son enfant se livrer à des caprices souvent répréhensibles, pendant des heures et des journées entières, tout à coup une colère, plus ou moins motivée, la saisit, et elle s'oublie jusqu'à frapper l'enfant d'une façon absolument immodérée. Puis, après une journée de rude travail à l'atelier, la jeune fille s'enferme dans sa chambre pour lire jusqu'à minuit ou une heure du matin les romans qu'elle introduit chez elle en secret.

Voilà un mode trop courant d'éducation. Tout contribue à faire de la femme cet être inégal, heurté, délicat à l'excès, que nous paraît l'hystérique.

Mais enfin, quelque nombreux que soient les obstacles, on devra lutter énergiquement contre toutes les forces volontairement ou involontairement hostiles représentées par la malade, la famille et le milieu social.

Nous tâcherons dans ces quelques pages de voir le plus nettement possible : d'abord les différentes et multiples influences qui peuvent amener l'hystérie, comme conséquence d'une mauvaise éducation, chez une jeune fille; ensuite le rôle d'une thérapeutique morale, et surtout psychologique, que le médecin peut faire intervenir dans ces cas.

Enfin, avant d'entrer entièrement dans la question, il faut se bien persuader, et cela dès maintenant, que les tentatives variées et réitérées, qui seront bientôt exposées, ne pourront être suivies de succès que dans le cas de sujets jeunes encore, fort jeunes même.

C'est un redressement moral qui ne pourra réussir chez de vieilles malades, chez des malades adultes.

Chez celles-ci, en effet, tout dans leur existence fait partie de leur personnalité propre, et ce serait méconnaître la nature humaine que de tenter de semblables réformes.

Sous la bienveillante et savante direction de M. le professeur Piéchaud, nous avons vu faire un nombre considérable de redressements chez des scoliotiques, des pottiques, des lordosiques, tous sujets atteints de telles ou telles affections déformantes de la colonne vertébrale; mais le succès ne suit en général l'intervention que lorsqu'il s'agit de jeunes malades, et l'on pourrait dire, à plus juste titre, d'affections jeunes et récentes.

Il en est de même pour les déformations morales et psychiques. On ne peut rectifier une disposition définitivement acquise, sauf dans des cas exceptionnels.

L'acquis peut devenir aussi inévitable et aussi fatal que le naturel.

D'autre part, une confiance absolue et aveugle ne doit être accordée à aucun procédé, et si le succès, dans certains cas, ne suit pas de courageuses tentatives et de nombreux efforts, aucune surprise ne doit en résulter; il n'est pas de cause unique et simple; les phénomènes naturels sont d'une infinie complexité, et vouloir établir un enchaînement aisé et commode des faits, c'est s'exposer à méconnaître la majorité des causes.

On peut croire, et l'on doit même croire, à une influence considérable de l'éducation sur le développement de la névrose hystérique, mais dire que toute hystérie résulte d'une éducation défectueuse, serait s'exposer à des erreurs grossières et cela par ignorance d'une foule d'autres influences. Qui de nous n'a vu des hystériques, des épileptiques, des alcooliques donner le jour à des hystériques dont la névrose ne veut parfois d'autre explication que la grande loi d'*hérédité*? D'ailleurs, nous verrons bientôt ce que l'on peut entendre par là et le parti que l'on peut en tirer au profit de l'éducation.

En tous les cas, l'insuccès ne doit jamais autoriser au découragement complet. Car la foi dans le fatalisme de l'hérédité est un argument beaucoup trop commode dont il ne faut user qu'après épuisement de tous les moyens disponibles. Et s'il est un fatalisme à accepter, on peut le proposer tel qu'il ne trouble jamais ni les progrès de la science ni la perfectibilité humaine.

Tout fait partie de l'ordre universel, tout, jusqu'à l'infiniment petite tâche qui incombe à chacun d'entre nous, dût-elle nous sembler inutile.

Très certainement, rien ne permet à l'homme de regarder s'accomplir une catastrophe les bras croisés; il doit songer que son intervention est aussi nécessaire au sens philosophique du terme que le désastre survenu.

Une bonne moitié de l'espèce humaine paraît livrée à une sorte de décadence nerveuse, et il n'appartient à personne de l'abandonner à son sort sous prétexte d'hérédité fatale.

Le mot de catastrophe vient d'être prononcé, et vraiment

le terme n'est pas trop fort lorsqu'on songe aux calamités dont les hystériques sont fréquemment la cause pour leur entourage.

Ici, c'est une femme depuis deux ans atteinte d'une paralysie droite complète qui l'empêche de s'acquitter de sa tâche comme elle le voudrait.

Ailleurs, c'est une mère de famille qui, ayant plusieurs attaques de nerfs par jour, passe le plus clair de son temps dans les salles d'hôpitaux, laissant à eux-mêmes mari et jeunes enfants.

Plus loin, c'est une jeune fille atteinte d'anorexie hystérique qui refuse de prendre toute nourriture, uniquement parce que « ça l'ennuie de manger ». Elle est un sujet de désespoir pour ses parents, mais ne paraît pas s'en douter, bien qu'elle ait déjà atteint le dernier degré de l'émaciation et de l'inanisation.

Peut-être y a-t-il eu de l'affectation en ce qui concerne les manières de nos toutes jeunes filles; peut-être aussi est-il grand temps de mettre un terme, si possible, à cette mode ridicule et lamentable d'« avoir ses nerfs », d'« être crispée », et à une foule d'autres grimaces qui seraient simplement bizarres si, tout en faisant rire les parents d'enfants mal élevés, elles ne servaient de point de départ à des accidents ultérieurs de la plus haute gravité.

Enfin, il sera question ici de nos futures mères de famille sur les genoux desquelles doivent se former nos prochaines générations d'honnêtes hommes et d'honnêtes femmes; aussi ne peut-il y avoir de zèle immodéré, de devouements excessifs, de sacrifices exagérés.

« La mère, assise au berceau de sa fille, dit Michelet dans la *Femme*, doit se dire : « Je tiens ici la guerre ou la paix du » monde, ce qui troublera les cœurs ou leur donnera la paix » et haute harmonie de Dieu. »

Ou encore : « Élever une fille, c'est élever la société elle-même. La société procède de la famille dont l'harmonie est la femme. Élever une fille, c'est une œuvre sublime et désintéressée, car tu ne la crées, ô mère, que pour qu'elle puisse te quitter et te faire saigner le cœur. Elle est destinée à *un autre*. Elle vivra *pour les autres,* non pour toi, et non pour elle. C'est ce caractère rélatif qui la met plus haut que l'homme et en fait une religion. Elle est la flamme d'amour et la flamme du foyer. Elle est le berceau d'avenir, elle est l'école, autre berceau. D'un seul mot : *Elle est l'autel.* »

Est-il rien de trop grand et de trop difficile au monde pour réussir dans une telle œuvre? Il faut donc à tout prix préparer de bonnes et vigoureuses éducatrices, et cela non seulement au nom de la science, mais encore et surtout au nom du salut mental et psychique de la Patrie et de l'Humanité.

# ESSAI SUR LA CURE PRÉVENTIVE

## DE

# L'HYSTÉRIE FÉMININE

## PAR L'ÉDUCATION

---

## PREMIÈRE PARTIE

### De quelques-unes des causes pathogéniques de l'hystérie féminine.

---

### CHAPITRE PREMIER

> « La vie est une, le berceau se lie à la
> » tombe. Une santé caduque, l'existence
> » pénible, une mort hâtive dépendent
> » souvent d'une enfance mal dirigée. »
>
> (RÉVEILLÉ-PARISE.)

Il serait peut-être utile dès maintenant de répondre à la grande objection dont ce travail sera très certainement l'objet.

On dira que toute tentative sera forcément superflue en ce qui concerne l'atténuation d'une névrose totalement développée et qui doit inévitablement accomplir son évolution naturelle et *nécessaire*.

Cependant, on peut remarquer que si l'enfant manifeste, tout à fait au début de sa vie, des tendances, une manière d'être absolument arrêtée, et cela avant qu'aucune influence ait pu entraîner cet état de choses, il n'en est pas moins vrai qu'on assiste souvent, après la première ou la deuxième

enfance, à des changements dans le caractère, à la disparition
de certains travers ou de certaines qualités, auxquels d'autres
viennent se substituer peu à peu.

Il n'est pas une mère de famille qui ne puisse affirmer avoir
été témoin d'événements de ce genre.

Ainsi donc, après avoir eu une physionomie physiologique
et psychique spéciale, en apparence parfaitement nette et
définitive, la majorité des hommes est susceptible, dans des
conditions d'existence variable, d'en acquérir une nouvelle
différant de la première par quelques points, dont l'importance
variera selon les circonstances et les individus.

Cette question est réellement capitale, car chacun d'entre
nous peut se rappeler avoir connu tel ou tel enfant qui dans
ses huit ou dix premières années était affligé d'un tempérament nerveux au possible, et cela parce qu'il était le fils d'une
mère névropathe; puis, assez brusquement, tout change,
l'enfant paraît se fortifier beaucoup et petit à petit l'équilibre
s'établit entre les différentes fonctions cérébrales, physiologi-
ques, et finalement on voit avec un plaisir inattendu se développer un homme sain et vigoureux. Le vulgaire, qui est
souvent le meilleur juge en bien des cas, dit alors que l'enfant
qui ressemblait d'abord à sa mère, a insensiblement acquis le
tempérament de son père, homme calme et bien portant.

On assiste donc ici pour ainsi dire à une succession de
deux hérédités :

L'une, la première dans le temps, que l'on peut appeler
*primitive*, qui fait partie inhérente de l'être dès son entrée
dans la vie et à laquelle il semble fatalement lié, et cela pour
toute la durée de son existence (or, les événements ne confir-
ment pas toujours cette opinion).

L'autre, la seconde, que l'on peut qualifier de *secondaire*,
parce qu'elle a attendu pour s'établir et supplanter la première
un concours de circonstances dans lesquelles on rangera les
modifications apportées à la santé physique du sujet par des
soins intelligents; interviendront ensuite l'attitude et le main-
tien du père, qui font une heureuse opposition à ceux de la

mère. L'ensemble a heureusement atténué l'état premier, qui a ainsi fait place au second.

Nous avons jusqu'à présent considéré le cas où ce changement, cette évolution s'accomplissent sans aucune intervention calculée et raisonnée ; mais il peut arriver que cette modification ne rencontre pas les conditions nécessaires à sa production ; qu'elle soit imminente pour ainsi parler et que toutefois elle n'ait pas lieu. Or, cela arrive beaucoup plus fréquemment qu'on ne le croit.

L'hérédité secondaire, par raison d'atavisme, peut donc rester latente un fort long temps, et n'attendre qu'une occasion favorable pour se manifester. Cette *occasion favorable* sera l'éducation, cette intelligente intervention sur laquelle on peut fonder de si grandes espérances.

En appliquant maintenant ces diverses considérations au sujet dont il est question, on pourra distinguer deux sortes d'hystéries dépendant chacune de l'une des deux hérédités.

L'une qui consiste en une tare névropathique de la plus haute gravité, associée, le plus souvent, à d'autres névroses plus graves encore (épilepsie et autres dégénérescences cérébrales), sinon chez le même individu, au moins dans la même famille, le tout apparu dès la première enfance sous des formes variées.

Ici donc, l'hérédité est vraiment une cause dominante et tellement puissante que nulle autre ne peut agir à son encontre.

L'autre sur laquelle se concentrera tout l'intérêt, dont le développement ne paraît pas devoir être fatal grâce à l'existence de plusieurs hérédités en présence et en puissance.

Dans sa thèse d'agrégation : *Hérédité dans les maladies du système nerveux*, Déjerine dit :

« Si on regarde alors d'un peu près, on trouvera généralement une mère nerveuse, irritable, impressionnable, *qu'un heureux concours de circonstances a seul préservée de l'hystérie*, et à laquelle il n'a manqué vraisemblablement que l'occasion pour devenir hystérique, donner naissance à une fille impressionnable comme elle, mais qui, placée dans des condi-

tions moins favorables, plus exposée aux causes occasionnelles multiples de l'hystérie, sera devenue hystérique. »

Ainsi, il est deux cas à considérer, cas dans lesquels l'éducation peut être nuisible.

Celui d'abord où l'hystérie, bien que primitive, peut être atténuée et même effacée grâce à une hérédité contraire en présence de l'autre; maladroitement alors on laisse évoluer une hérédité funeste, ce sera une circonstance où l'éducation nuisible aura prêté main forte à une des multiples hérédités qui concourent à la constitution psychique de l'enfant, hérédité qui se sera manifestée uniquement à cause de l'insuffisance de l'éducation.

Il y a donc une réceptivité plus ou moins considérable selon les sujets et à la faveur de laquelle s'implante l'hystérie. Or, cet état de réceptivité peut se présenter à nous sous deux formes.

La première, qui est la plus fréquente, celle à laquelle on pense inévitablement lorsqu'on parle de réceptivité, c'est la *réceptivité congénitale*.

Elle peut être congénitale en particulier pour certains sujets qui présentent très réellement des dispositions spéciales, ou bien elle l'est d'une façon très générale, à tel point qu'elle peut être découverte, ne serait-ce qu'à l'état d'ébauche, chez tous les individus pour des raisons qui tiennent à la nature humaine en elle-même.

Tous les hommes, en effet, présentent des caractères communs, et il en est un, en particulier, qu'ils partagent d'ailleurs avec les espèces animales; il en sera question au chapitre suivant.

Il est une seconde réceptivité, que l'on peut appeler *réceptivité acquise*, produite par les influences auxquelles toute personne est exposée.

Ainsi, tel sujet de bonne constitution fait une grave maladie; à sa suite se développe un milieu favorable soit à la tuberculose, soit à l'hystérie, etc. En d'autres termes, c'est la cause prédisposante.

Pour l'hystérie, cette cause prédisposante pourra être repré
sentée de bien des façons. D'abord, par la plupart des maladies
infectieuses : d'où cette pensée que l'hystérie pourrait bien être
d'origine toxique, et, enfin, le milieu extérieur, ou, en d'autres
termes, l'éducation, car l'éducation d'une personne ne se fait
pas seulement par ceux-là mêmes qui en sont directement chargés, mais encore, et davantage peut-être, par tous ceux qu
constituent son entourage de près ou de loin.

# CHAPITRE II

Il est démontré, depuis fort longtemps déjà, que tout phénomène psychologique est d'abord un mode, il est vrai, mais que, loin de rester tel, il se transforme presque immédiatement et devient une *tendance* et une *force.*

Une sensation de brûlure, par exemple, est promptement suivie d'un mouvement d'éloignement, de recul, destiné à nous soustraire à la désagréable impression que nous ressentons.

Inversement, une sensation de fraîcheur par une température tropicale détermine des mouvements de la part du sujet, mouvements d'inspiration plus profonde, destinés à mieux faire pénétrer dans l'organisme la fraîcheur ainsi ressentie, mouvements des différentes parties du corps, afin de présenter une plus grande surface à l'atmosphère ambiante.

En somme, c'est le réflexe, mais le réflexe ayant déjà atteint un certain degré de complexité et dont l'accomplissement exige presque la pleine et entière conscience.

Que se passe-t-il dans le réflexe pur?

Si un sujet est soumis à une température trop basse, immédiatement la circulation périphérique s'appauvrit afin que le sang ne soit pas trop exposé à la température environnante, le corps se tasse, pour ainsi dire, dans la mesure du possible, afin d'offrir une petite surfaceau refroidissement.

Et inversement s'il s'agit d'une chaleur trop considérable.

C'est toujours le transfert de l'impression des nerfs sensitifs aux nerfs moteurs, lesquels agissent d'après l'ordre reçu.

« A l'heure actuelle, dit M. de Fleury dans son *Introduction à la Médecine de l'esprit,* nous ne sommes guère autre chose que des machines bonnes à restituer en actes les sensations reçues et venues à notre cerveau par nos nerfs sensitifs. »

Toute l'existence d'un sujet est résumée dans cette formule; toutes nos actions peuvent être expliquées par elle; l'hystérie elle-même va pouvoir être définie un mode de réaction de l'organisme vis-à-vis du milieu matériel ou intellectuel dans lequel est placé le sujet considéré.

En effet, quel est le but de toute réaction de l'organisme? C'est la suppression d'une sensation pénible afin d'y substituer une plus agréable, ou encore la prolongation d'une sensation déjà agréable.

Or, tout sujet, homme ou animal, tâche de s'accommoder, de se laminer pour ainsi dire au milieu dans lequel il se trouve d'après la loi précédente. L'hystérique, comme les autres, va obéir à cette loi et elle se comportera de façon à atteindre ce but.

Elle y parviendra sous certaines conditions qui dépendront d'elle-même d'abord, du milieu ensuite.

---

Il est facile de montrer que chez l'hystérique la réaction physiologique est infiniment trop prompte d'abord et qu'elle dépasse ensuite de beaucoup le point de départ; c'est en cela que consiste la pathologie de l'état hystérique.

La réaction est trop prompte d'abord, car elle se produit souvent avant la pensée pour ainsi dire.

C'est là, d'ailleurs, une particularité que l'on observe souvent chez la femme normale, moins accentuée, il est vrai.

Absence d'éducation, ou nature spéciale (on doit pencher plutôt vers la première opinion), toujours est-il que le plus souvent les femmes répondent, prennent des résolutions et

agissent même avant que la pensée ait réellement commandé
à tous les organes de ces différentes fonctions. Elles ont, à vrai
dire, de merveilleuses réserves, et c'est pourquoi elles paraissent une source de force vive absolument inépuisable. Elles
peuvent agir un fort long temps dans cette demi-conscience de
la colère, de l'enthousiasme, de la haine, de l'affection, de la
simple surprise, sans que leur organisme paraisse en ressentir
les atteintes. Elles vont, vont toujours de l'avant avec une
force absolument surprenante, qui n'en est pas une, en somme,
mais une griserie.

Pendant toute la durée de l'acte accompli, il est aisé de voir
qu'elles n'ont pas pensé, dans la mesure du possible natu-
rellement.

Rien de plus difficile, d'ailleurs, que de fixer leur pensée
sur un point déterminé : quelques efforts que vous fassiez,
vous n'y parviendrez que difficilement, et à coup sûr incom-
plètement ; la meilleure preuve en est que vous ne modifierez
jamais leur manière d'agir par un beau raisonnement ; comment cela serait-il ? Elles ne l'entendent pas, non qu'elles ne
puissent le comprendre, mais le plus souvent elles ne suivent
pas l'explication dans tous ses détails, de sorte que celle-ci perd
certaines de ses apparences, d'où modification de sa physionomie, l'interlocutrice n'en a saisi qu'un à peu près, une copie ;
elle répond d'après ce qu'elle a pu en recueillir. C'est un fait
qu'il nous a été donné d'observer bien souvent, et cela dans
des circonstances particulièrement favorables à cette étude
dans le service de M. le professeur Piéchaud.

Puisqu'il en est ainsi, comment faudra-t-il procéder pour
conduire une femme à agir d'une façon plutôt que d'une autre ?

C'est encore une question à laquelle il nous a été donné de
répondre fréquemment.

Pour décider une femme à agir de telle façon plutôt que de
telle autre, inutile donc de raisonner logiquement et d'une
manière impeccable ; le premier sophisme venu serait aussi
bien accueilli et aussi efficace dans la circonstance pourvu qu'il
soit présenté comme il doit l'être.

Faut-il donc s'abstenir de tout discours? Loin de là. Il faut
parler au contraire, mais en donnant un soin particulier non
à la phrase, à la pensée, mais à l'intonation, aux inflexions de
la voix qui traduisent cette pensée. Au fond, celle-ci importe
peu : une voix bien timbrée, une intonation bien choisie, un
art suffisant pour donner à la voix les inflexions nécessaires,
voilà tout ce qu'il faut pour réussir.

Ceci n'est dit qu'après une certaine expérience du fait.

Jamais on ne *convaincra* une femme, toujours on *la persua-
dera* si l'on sait tirer parti de tous les moyens dont on dispose.

Nous avons vu des mères de famille en grand nombre nous
demander notre avis sur les opérations qu'on devait pratiquer
chez leurs enfants, et il nous souvient parfaitement de les avoir
décidées à consentir simplement en répétant une ou deux petites
phrases, toujours les mêmes, mais évidemment sur des tons
différents. Le succès a été complet.

Que conclure de là?

Que chez la femme, l'opération psychique, habituellement
consécutive à toute sensation, est incomplète.

En effet, lorsqu'un son quelconque vient frapper les oreilles,
l'opération psychique qui l'analyse, l'interprète comme un
son ; c'est là l'opération première et primitive qui s'accomplit
chez l'homme et chez toutes les espèces animales; mais, si le
son dont il s'agit est un vocable compréhensible pour le sujet
grâce à l'éducation, l'opération dont nous venons de parler
s'accomplira, mais là ne doit pas s'arrêter le travail cérébral; le
son émis aura un sens particulier, absolu en lui-même, puis il
prendra un sens relatif d'après la conversation tenue et l'état
d'esprit des interlocuteurs; tout cela grâce à l'association
d'idées qui se produit chez le sujet à l'occasion du son dont il
s'agit. Cette association d'idées est précisément plus ou moins
complète selon les individus, et surtout selon le milieu
social, intellectuel, par conséquent essentiellement selon
l'éducation.

Or, la femme est un être peu ou mal éduqué à ce point de
vue-là.

A quelque milieu social qu'elle appartienne, on se soucie peu en général de lui créer un état d'esprit varié qui lui permette de comprendre et d'interpréter tout ce qu'elle peut voir et entendre.

Le clavier dont elle dispose est restreint, limité et même on ne l'habitue pas à en user comme elle le pourrait.

Donc, lorsqu'on parle à une femme, l'opération intellectuelle sur laquelle on compte, s'arrête en chemin, elle ne s'achève pas. On peut presque dire que la sensation ne devient pas intellectuelle comme elle le devrait. Elle reste sensation pure et cela peu à peu, par habitude, par éducation inconsciente, mais toujours en s'accompagnant d'une tendance, d'une force comme il a été dit plus haut. Cette tendance ne ressemblera évidemment pas à celle d'un sujet chez qui l'opération intellectuelle complète et parfaite l'a précédée. Elle sera dépourvue de raisonnement, de pensée, de réflexion; de là, cet aspect particulier que présente la manière d'être de la majorité des femmes.

En somme, c'est le réflexe arrivé à son summum de complexité chez le sujet normal.

En effet, chez une femme contrariée, l'émotion désagréable qu'elle ressent n'éveille pas, au moins sur le coup, des idées, des pensées, telles que les moyens de sortir de la situation pénible dans laquelle elle se trouve; elle se traduit par des larmes que le sujet verse jusqu'à épuisement de l'excitation nerveuse provoquée par l'émotion.

Tout cela est vrai, non pas seulement chez le sujet normal, mais encore chez l'hystérique.

Ici, il y a exagération encore des dispositions naturelles que nous venons de considérer.

La pensée est encore plus absente de l'action, l'action est encore plus prompte, plus illogique.

Il en résulte que la tendance n'est plus en rapport avec l'intensité de la cause provocatrice, et que les réducteurs sont à peu près nuls.

A cette disposition naturelle développée à l'excès par l'affec-

tion nerveuse, vient s'ajouter la recherche presque inconsciente du bien-être, si naturelle à tout être humain.

Tout n'est que réaction le plus souvent, chez ces malades
qui répondent à l'égal de véritables piles électriques, de vraies
machines à sensation, comme le dit M. de Fleury.

# CHAPITRE III

On donne couramment dans le vulgaire le nom de *sensibilité* au mode de réaction exposé dans le chapitre précédent, en attachant à ce mot un sens des plus favorables. Les mères de famille font l'éloge de leurs enfants, du moins à leur avis, en disant à qui veut l'entendre combien est grande leur sensibilité. Elles s'appliquent à l'accroître le plus possible, sans songer aux douleurs qu'elles préparent ainsi à ceux qu'elles ont pourtant la ferme intention de bien élever.

Cette culture intense du « bon cœur », comme l'on dit vulgairement, n'est autre chose que la déséquilibration de l'être psychique tel qu'il doit être; *c'est l'épanouissement d'une portion de cet être au détriment des autres.*

Et, fait d'observation très important à signaler, la sensibilité ainsi développée devient tellement intense, que l'on assiste à la production d'*émotions purement physiques,* si l'on peut s'exprimer ainsi.

Nous avons assisté nous-même à des scènes de larmes tout à fait curieuses à ce point de vue; la véritable émotion en était totalement bannie, le point de départ insignifiant provoquait les plus fortes apparences de la douleur la plus violente.

Nous avons connu telle jeune fille qui, en évoquant le souvenir des plus futiles contrariétés enfantines qu'elle avait éprouvées tout à fait au début de sa vie, se créait à elle-même les angoisses les plus grandes et versait alors d'abondantes larmes.

Si faible qu'eût été la part de la pensée, de la réflexion dans ces cas-là, elle eût été largement suffisante pour prévenir cette sorte d'auto-suggestion qui se produit si souvent et pourtant si désagréable dans la vie courante.

Que de fois on accuse les femmes de simulation, de mauvaise foi! On devrait bien plutôt voir dans leurs colères, soi-disant simulées pour atteindre tel ou tel but, une simple auto-suggestion; elles sont les premières convaincues, et le conte du badaud allant voir si la fable qu'il a inventée et propagée ne serait peut-être pas vraie, ainsi que l'écrivait Horace il y a dix-huit siècles, appartient à une psychologie bien profonde et bien vraie.

Il nous souvient d'une malade de l'hôpital qui eut une vive discussion avec l'infirmière pour une question d'intérêt personnel, mais qui pour tout le monde en fit une question d'intérêt général : elle accusait la jeune fille de manquer de dévouement. Comme il nous plaisait d'écouter ses protestations, elle nous expliqua longtemps l'objet de sa colère, celui bien entendu qu'elle affirmait, et au bout d'une demi-heure de paroles amères, convaincue elle-même et bien entrée dans son rôle, elle se mit à pleurer abondamment sur les infortunes de ses voisines, bien malheureuses d'avoir une si méchante personne pour les soigner.

Comme, chez la femme, l'émotion n'arrive pas à un degré de cérébration suffisante, elle se traduit immédiatement par des cris, des larmes, de violentes protestations, tous signes incoordonnés bien faits pour frapper l'esprit de l'entourage.

En effet, la nature humaine est telle que, sauf en ce qui concerne les intellectuels, ceux, en un mot, qui ont pensé sur les mouvements de l'âme et leurs manifestations extérieures, la pitié s'empare d'elle à la vue de dehors exubérants et surabondants.

D'où cette tendance qu'ont beaucoup de personnes, de femmes en particulier, de paraître perdre la notion du milieu extérieur sous l'influence d'une émotion (colère ou autre); une expression populaire traduit fort bien cette pensée : « J'étais folle. »

C'est une manière de donner la mesure de son émotion, d'en démontrer l'intensité, et tout cela avec une sorte de vanité d'autant plus dangereuse que cette disposition ne fait que croître et embellir.

Briquet, dans son *Traité de l'hystérie,* s'exprime ainsi :

« Lors des émotions pénibles, la femme souffre, tandis que l'homme s'agite.

» A de très rares exceptions près, les hystériques offrent, dès leur plus tendre enfance, une prédominance extrême de cet élément affectif.

» Toutes les hystériques que j'ai observées étaient extrêmement impressionnables; toutes, dès leur enfance, étaient très craintives; elles avaient une peur extrême d'être grondées, et quand il leur arrivait de l'être, elles étouffaient, sanglotaient, fuyaient au loin ou se trouvaient mal.

» Un peu plus grandes, elles éprouvaient des sensations très vives pour la moindre chose; elles pleuraient en entendant parler d'un sujet attendrissant; extrêmement timides, elles s'effrayaient de tout, et étaient peureuses à l'excès (presque toutes étaient très affectueuses?).

. . . . . . . . . . . . . . . . . . . . . . . .

» Les femmes destinées à devenir hystériques ont, ainsi que le dit avec justesse M. Landouzy, moins de *profondeur* que *d'instantanéité* dans les sensations, moins d'*idées* que de *sentiments* et moins de *sentiments* que d'*émotion...* »

Bien convaincue de la valeur des choses de sensibilité, la jeune fille s'abandonne au courant de l'existence, pleurant une journée entière pour une chaussure mal arrangée à son gré (nous en avons vu un exemple), pour un nœud mal placé, et toujours ces larmes, ces prétendues douleurs que la femme croit réelles, provoquées par une sensibilité excessive, augmentent à leur tour cette même sensibilité, rendent son réveil plus facile, plus fréquent, plus illogique.

Ce qui aide souvent au développement de cette disposition chez les femmes, c'est le succès qu'elles ont ainsi dans leurs familles et en dehors même de leurs familles.

Une petite demoiselle qui ne trouve pas sa toilette à son goût, est à peu près certaine d'obtenir le changement désiré, si elle sait par son attitude frapper l'imagination de sa mère.

Une scène violente, des larmes silencieusement versées pendant toute une journée, le refus de prendre le repas habituel, sont autant de moyens dont nos jeunes filles usent avec beaucoup trop de facilité et beaucoup trop fréquemment.

Au début, tout cela est calculé; mais l'auto-suggestion survient rapidement, comme on a pu le voir; à force de répéter sur tous les tons qu'elles sont bien malheureuses, elles finissent par n'en plus douter; elles sont enfin convaincues, et cela par elles-mêmes, de la nécessité des démonstrations auxquelles elles s'abandonnent, de telle sorte qu'elles arrivent à vivre uniquement par et pour une seule portion de leur être, le reste étant relégué au second, au dernier plan.

Or, n'est-ce point là l'état mental de l'hystérique?

Qu'est-ce, en effet, que l'hystérie, sinon la *victoire des centres inférieurs sur les centres supérieurs?*

Une *véritable ataxie psychique*, dans laquelle la sensibilité joue le rôle essentiel, et cela au nom de l'intérêt immédiat et méconnu du sujet tout entier?

L'hystérique est avant tout l'être instable, l'être du moment, on peut même dire la chose des circonstances, et cela parce qu'elle a renoncé à toute direction, à toute autorité sur sa propre personne mentale et psychique.

Elle y a renoncé pour plusieurs raisons :

D'abord, parce que cela plaît à sa nature, parce que, d'elle-même, elle aime peu réfléchir et se recueillir pour agir raisonnablement, parce qu'en un mot, comme le dit fort bien M. Janet, *sa synthèse mentale* est incomplète ou presque nulle parfois.

Ensuite, le plus souvent et presque exclusivement, par habitude, car, en s'abandonnant tout entière à sa sensibilité, tous les avantages lui échoient : l'entourage en est ému et donne promptement pleine et entière satisfaction.

Voyons ce que dit M. Janet : « Ainsi que M. Charcot le répétait bien souvent, la plupart des accidents hystériques sont au début presque volontaires. On commence à rêver, c'est qu'on le veut bien ; on pourrait s'arrêter, mais c'est si agréable !

» On commence à manger peu, c'est pour maigrir, pour avoir la taille fine et ne pas ressembler à maman ; on commence une contrariété, une petite colère, c'est qu'on était justement provoquée. Tout cela, et les malades l'avoueront, on aurait pu le cesser au début. Mais l'action continue d'une façon de plus en plus automatique et la malade ne peut plus s'arrêter elle-même ; c'est un délire, c'est une anorexie, c'est une attaque. »

Voilà qui résume admirablement la situation de beaucoup de nos jeunes hystériques, qui ne deviennent telles que grâce à une véritable accoutumance.

La petite fille veut prouver à sa mère qu'une certaine contrariété lui a été très sensible, elle a recours pour cela à une violente colère qui reste colère pendant les premières fois ; mais comme l'enfant s'efforce toujours d'atteindre le maximum d'effet possible, la manifestation à laquelle elle se livre augmente d'intensité, car elle est encouragée par les inquiétudes croissantes de la mère. Peu à peu, elle synthétise ainsi une série de signes, de stigmates, comme on les nomme, qui finissent par s'établir à demeure. La colère devient moins consciente en arrivant à son paroxysme et elle atteint insensiblement la crise de nerfs qui, une fois installée, est plus difficile à déloger qu'à accueillir. D'ailleurs, pourquoi la délogerait-on ? Elle simplifie tellement bien les questions, au moins en ce qui concerne la petite malade !

Veut-on obtenir quelque chose qui a déjà été refusé ? Vite la crise vient démontrer que le refus est insoutenable, que l'enfant ne peut le subir, que sa santé en serait atteinte.

Veut-on échapper à un châtiment mérité ? Une crise de nerfs vient à propos prouver à l'entourage disposé à la sévérité que la rigueur est inopportune.

Et toujours de nouvelles concessions à cette sensibilité qui cause tout le mal.

Ce n'est pas à dire que tout cela soit préparé, calculé, comme on pourrait le croire, au moins dans toute l'acception de ces deux mots. Loin de là; les hystériques trouvent toutes ces petites choses absolument naturelles et s'en vantent au besoin. Elles croient très fermement à l'influence néfaste des émotions sur leur santé.

Nous avons connu telle malade qui nous disait :

« Je suis sûre qu'une crise le soir est la conséquence d'une contrariété du matin. »

En effet, à la colère d'abord consciente, succède la crise inconsciente ou à peu près telle; cependant, cette crise survient encore à propos, témoin cette jeune An..., dont l'observation sera donnée plus loin; elle avait une crise invariablement chaque fois que sa mère lui parlait de retourner travailler à l'atelier, non qu'elle la simulât pour se soustraire au travail, mais parce que la paresse, l'aboulie, étant considérables chez elle, la seule pensée d'en sortir amenait une crise; peu à peu, cette crise survient à tort et à travers, alors que la malade y pense le moins, parce que l'organisme a pris cette habitude physio-pathologique, et ainsi de suite.

Ainsi donc, nous avions raison de dire que l'hystérie n'est qu'un mode de réaction vis-à-vis du milieu extérieur.

On ne peut mieux se le figurer qu'en examinant le réflexe rotulien d'un malade atteint de sclérose en plaques : on est frappé de la façon désordonnée et incoordonnée avec laquelle le sujet projette sa jambe en avant ; de même l'hystérique projette de côté et d'autre, à tort et à travers, les différents éléments de sa personnalité, sans qu'aucune loi, aucune synthèse préside à leur fonctionnement et à leur cohésion.

# CHAPITRE IV

M. Janet, dans son ouvrage sur l'*État mental des hysté-riques*, a démontré que la plupart des accidents qui surviennent chez elles sont dus à un défaut d'attention.

Peut-être le mot *attention* est-il bien simple pour désigner des faits aussi complexes que ceux dont il s'agit. On peut se demander si l'acception claire et facile dans laquelle est pris ordinairement ce terme ne nuit pas à la compréhension du phénomène dont il est question.

Prenons un des faits étudiés dans ce travail :

M. Janet, en effet, a observé que le champ visuel des hystériques est variable selon qu'on les prie simplement de fixer le centre du campimètre ou bien qu'on les invite à y faire une opération arithmétique par exemple, ce champ visuel étant plus rétréci dans le second cas.

Ou encore, M. Janet dit à un malade anesthésique du côté gauche de lui dire « oui » quand elle sentira et « non » quand elle ne sentira pas.

La malade étant très naïve, l'expérience réussit parfaitement. Chaque fois qu'on la pince à droite elle dit « oui », et « non » quand on la pince à gauche.

Voilà qui est fort bien; mais est-ce là de l'inattention pure ou un complexus psychologique moins facile à saisir et pour lequel les termes de « conscient » et « subconscient » seraient plus appropriés?

Si, en effet, il ne s'agissait là que d'inattention, pourquoi le phénomène ne se produirait-il pas également des deux côtés?

Pourquoi ne pas admettre des sensations qui s'arrêtent en route par habitude de négligence de la part du sujet : des sensations qui abandonnent une portion du parcours?

On peut donner à cette opération absente, comme l'a fait M. Janet, le nom de *perception personnelle;* mais faire dériver cette perception personnelle de l'attention paraît un peu trop rapide de conclusion.

Peut-être doit-on admettre que l'habitude de ne jamais porter attention nuit à la longue à cette perception personnelle; mais il y a probablement un intermédiaire ici qui sert de transition.

Cependant, nous avons ainsi toute démontrée une cause provocatrice de l'hystérie et une des causes les plus importantes : l'inattention.

Peu de gens font attention réellement, car sous ce nom on ne doit comprendre que l'*attention volontaire,* l'autre, l'*attention spontanée,* étant un don de nature et non un privilège de l'homme.

Quel animal, en effet, ne fixe son attention lorsqu'il s'agit de guetter sa proie?

Mais cette attention-là ne peut servir à l'homme que de base, de point d'appui pour développer l'attention volontaire.

En quoi consiste donc l'attention?

Dans l'interruption du cours ordinaire des états de conscience au profit d'un seul de ces états.

Donc, prêter attention, c'est pouvoir suspendre le cours naturel de ses pensées et fixer toutes ses facultés sur une seule de ces pensées.

Il y a là une série d'opérations qu'il s'agit de mener à bonne fin, ce dont tout le monde n'est pas capable.

Il est beaucoup de gens qui ne peuvent rien contre leurs rêveries, c'est-à-dire le cours automatique de leurs pensées qu'ils laissent évoluer, amenées par l'association naturelle des idées. Cela se produit sans aucun effort. Une idée succède à l'autre et ainsi de suite, sans qu'il leur soit possible d'y mettre aucun ordre.

D'ailleurs, cette faculté de suspendre le cours de ses pensées n'appartient qu'aux sujets déjà bien exercés à ce point de vue. Elle ne s'acquiert pas tout de suite et réclame une longue accoutumance. On rêve beaucoup plus aisément que l'on ne pense.

Mais, cette opération supposée terminée, tout n'est pas fini. « Ce n'est pas tout de tailler, pourrait-on dire, il faut recoudre, » il faut fixer l'esprit sur une pensée spéciale.

Or, pour ce fait, il suffit de réfléchir un peu pour s'apercevoir que tous les sens doivent entrer en lice.

Supposons qu'il s'agisse d'appeler l'attention sur un objet en particulier.

On en examinera les contours, la couleur, l'odeur, le cas échéant ; presque tous les sens prendront part à cette étude.

Supposons maintenant qu'il s'agisse d'une idée simple. Ici, la mémoire viendra jouer un rôle capital. Soit l'idée d'orange, par exemple : si l'on fixe son attention sur cette idée-là, le souvenir des fruits du même genre vus antérieurement permettra d'évoquer un objet rond, d'une couleur, d'une odeur, d'une consistance, d'un poids et d'un goût spéciaux.

L'idée se composera de tous ces éléments.

Ici encore tous les sens entrent en lice, mis en éveil par la mémoire.

On peut donc conclure que l'attention n'est pas une fonction simple, autonome. Elle veut, pour se produire, l'intervention des sens, soit d'une façon immédiate, soit par l'intermédiaire de la mémoire.

Une preuve en est dans la facilité avec laquelle on peut troubler l'attention de beaucoup de personnes. Un bruit à leurs oreilles, un spectacle inattendu, intéressant, empêchent souvent de fixer l'attention.

Il est facile de comprendre combien peu de chose peut nuire à cette faculté, et que l'un des premiers signes de l'aboulie est l'impossibilité où se trouvent les malades de faire attention.

Or, l'hystérique est essentiellement inattentionnée; certaines ne peuvent non seulement faire le moindre travail intellectuel, mais encore penser si peu que cela soit sur un sujet quelconque. Il en est qui lisent sans jamais pouvoir répéter et expliquer ce qu'elles ont lu. D'autres exécutent de fort jolis travaux manuels (par habitude), et après leur accomplissement, se demandent si vraiment ce sont elles qui les ont exécutés.

M. Janet cite des exemples de ce genre des plus intéressants.

Ainsi donc, faire attention, au moment voulu, est une preuve de grande autorité sur soi-même. Cette stabilité mentale qui fait qu'un sujet fixe à volonté ses sens et ses facultés sur une pensée quelconque, choisie à son gré, est la qualité qui fait le plus défaut aux hystériques. On peut même dire qu'elle leur manque totalement. Il en est qui, à la moindre réflexion, accusent de violentes céphalées qui nuisent à tout travail intellectuel, le rendant presque impossible.

Ce défaut de l'attention est d'une importance capitale, car c'est au moment où l'on fixe toute son attention que l'on condense, que l'on synthétise tous les éléments de son moi pour faire converger toutes ses facultés vers un but unique, bien déterminé.

Si l'on vit sans jamais se donner la peine de penser, les occasions de ces efforts de synthèse deviennent plus rares : le moi s'altère ainsi peu à peu dans son intégrité. Vienne une émotion, une contrariété, il se décompose tout à fait.

On pique une hystérique, par exemple : une partie d'elle-même a ressenti l'impression; mais en ce moment cette portion d'elle-même ne fait nullement partie de son *moi*. Elle ne sait pas appeler à elle l'impression fâcheuse qu'elle a ressentie subconsciemment; celle-ci reste distincte et distante de la malade.

D'ailleurs, les mêmes explications nous aideront à comprendre les phénomènes de l'aboulie.

« Les idées se transforment en efforts et en volontés par l'effet d'une force interne, dit Jacoby dans son ouvrage : *Études sur la sélection dans ses rapports avec l'hérédité chez l'homme,* ce qui constitue la loi fondamentale de l'action réflexe. Nous sommes forcés de vouloir. Il est évident que les idées qui sont trop faibles pour être perçues, le sont aussi pour se traduire en actes. Les idées fugaces et à peine perçues ne donnent naissance qu'à des impulsions peu énergiques...

» Chez l'hystérique, l'intellect, souvent isolé du milieu environnant, se soustrait ainsi aux influences extérieures; par conséquent, point d'idées bien marquées, ou tout au moins pas d'idées assez marquées pour se traduire en actes, d'où l'impossibilité où sont beaucoup d'hystériques d'agir d'après une idée qui leur est personnelle.

» Je la (Marcelle) trouvais un jour les mains vides, sans son crochet habituel, qui était sur une table, à un mètre d'elle : « Je m'ennuie tant, me dit-elle, parce que je n'ai pas mon crochet; donnez-le-moi. » (Janet, *État mental des hystériques.*)

Ainsi donc, le désir de faire du crochet n'avait pas, chez elle, été assez intense pour qu'elle pût se lever et prendre son ouvrage.

---

Cette influence de l'attention se manifeste encore dans bien d'autres circonstances.

Ainsi, il arrive souvent que, dans les familles, les mères usent à l'égard de leurs filles d'une douceur absolument exagérée, d'une aménité intempestive, alternant d'ailleurs trop fréquemment avec des accès de violence tout à fait déraisonnables. Elles expriment leurs pensées d'une façon trop peu expressive; elles n'attirent point suffisamment l'attention de leurs filles sur les idées qu'elles émettent. Pour être entendu lorsqu'on frappe à une porte, faut-il encore frapper assez fort. Beaucoup de mères frappent trop doucement à la porte de l'esprit de leurs enfants, de telle sorte que la sensation éprouvée par la jeune fille est insuffisante pour appeler sa pensée, sa compréhension, c'est-à-dire la synthèse de sa personnalité.

Une certaine rudesse dans l'éducation est favorable à la bonne évolution psychique de la femme trop disposée à une conduite, une attitude abandonnées, inconsistantes C'est précisément dans cette inconsistance que réside le danger.

Beaucoup de femmes confondent « bon ton » et « mièvrerie » ; les deux choses ne sont point comparables cependant, car beaucoup des jeunes filles mièvres et insignifiantes commettent, dans certains cas, des actions qui témoignent d'une éducation très imparfaite. C'est un mauvais procédé, un procédé nuisible même, que de dissimuler une éducation incomplète par une attitude de pensionnaire.

On ne fait pas des estomacs avec des confitures; de même on ne fait pas des femmes, des mères de famille, avec de semblables atténuations et de telles précautions. La vie n'en est point semée.

# CHAPITRE V

Briquet, dans son *Traité de l'hystérie*, nous dit :

« Les auteurs s'accordent assez généralement, et avec raison, à regarder une éducation trop douce, une vie trop calme, une existence dans laquelle on prend trop soin d'éviter les fortes impressions, comme pouvant aviver la sensibilité et comme étant capable de conduire à l'hystérie : « Quand la susceptibilité » des femmes aura été trop ménagée, dit Louis de Villermay, » quand elles auront été entourées de soins trop recherchés, » ou quand elles auront été prévenues dans leurs moindres » désirs, elles éprouveront souvent une forte commotion à la » suite d'une contrariété légère. »

» Une éducation frivole dans laquelle toute satisfaction aura été donnée aux sens, et dans laquelle la lecture des romans, la fréquentation assidue des grandes réunions, l'assistance au théâtre, l'usage abusif de parfums, la culture de la musique portée à l'excès, forment l'occupation principale : cette éducation a été regardée généralement comme une prédisposition très puissante à l'hystérie. »

Briquet continue un peu plus loin :

« Mais si la vie trop douce conduit à la névrose hystérique, une éducation dirigée d'après les principes contraires n'a pas des effets moins funestes.... Ces enfants avaient en quelque sorte succombé à la peine, quelques-uns avaient même eu leur première attaque au moment où ils venaient d'être plus mal-traités que de coutume... »

Il est permis de ne pas partager cette dernière opinion.

Il faut d'abord s'entendre sur cet excès de la sévérité dont parle Briquet.

En effet, si grande qu'elle soit, la fermeté ne peut entraîner avec elle l'hystérie si elle est toujours la même, toujours égale et bien équilibrée. L'enfant s'y accoutume admirablement au contraire, comme jamais les parents faibles ne sauraient se le figurer.

Son jugement, sa raison se développent parfaitement sous la calme et saine volonté d'une maman un peu rigide.

Il est si funeste à un enfant de céder à ses caprices, de s'accommoder de toutes ses petites fantaisies! Jacoby n'a-t-il pas montré, dans son ouvrage *le Pouvoir*, l'étonnante décadence qui accompagne fatalement l'avènement de toute famille au gouvernement d'un Etat? N'a-t-il pas établi sous nos yeux les misères physiques, morales et psychiques qui prennent naissance dans ces familles? Il montre toutes ces grandes familles princières apparaissant au pouvoir en la personne d'un homme grand par l'âme et par l'esprit, et disparaissant sous le nom d'un Claude ou de toute autre ignominie. Une conclusion s'impose : ce qui se produit à travers plusieurs générations, sur des hommes adultes qui devraient déjà avoir une autonomie bien arrêtée, doit fatalement se produire chez des enfants à personnalité inconsistante et non achevée.

Il faut donc à tout prix réagir contre ce laisser-aller qui, à force d'abandon, dégénère en déséquilibration.

Mais, comme en toute assertion il y a une part de vérité, Briquet peut avoir raison d'affirmer les dangers d'une rigueur excessive; aussi doit-on expliquer d'abord ce qu'il faut entendre par là.

Voici par exemple une jeune fille qui toute une journée, que dis-je, toute la semaine, un mois entier, s'est rendue coupable d'une action absolument répréhensible, sans que personne ait paru s'en douter; puis tout à coup, ayant commis une peccadille, elle sent choir sur elle toutes les colères maternelles. C'est là à coup sûr une sévérité inopportune. Il faut de la sévérité, mais une sévérité égale, sans chocs psychiques qui détruisent forcément l'équilibre de l'esprit chez celui ou celle qui les subit.

Le caractère de l'enfant ne peut s'affermir dans de telles conditions.

Car sa synthèse mentale n'est pas encore faite, et elle ne s'accomplira qu'au prix de grands efforts de la part de ceux qui en sont chargés. Si l'on n'y veille suffisamment, si l'on n'agit point sur lui avec mesure et précaution, le peu de progrès fait grâce aux conditions ordinaires de la vie aura bientôt fait place à une parfaite désorganisation.

Ainsi donc, on peut dire, comme Briquet, que les rigueurs excessives peuvent nuire aux enfants atteints de ce qu'on pourrait appeler de l'insuffisance nerveuse; mais on peut ajouter que cela se produit seulement dans les cas où des faiblesses impardonnables succèdent à de grandes duretés, alors qu'aucune suite dans les idées ne règne dans l'éducation et que l'on agit d'après les besoins du moment et la plus grande commodité.

Tout à l'heure, on craignait de faire éclater une colère gênante pour l'entourage, on a fait selon les caprices de la petite fille afin qu'elle ne trouble la quiétude de personne.

Maintenant la colère est déchaînée; aussi, ne craignant plus de la produire, on va peut-être frapper plus que de raison, car les cris et les protestations sont terriblement désagréables aux parents.

Toujours sans aucune méthode, sans aucun raisonnement, sans se donner aucunement la peine de penser si ce que l'on fait est bien ce que l'on devrait faire, et si l'on arrivera par la voie suivie à faire de l'enfant ce tout homogène indispensable, quelles que soient les influences ultérieures.

« Le seul but de l'éducation, dit Déjerine dans sa thèse d'agrégation, consiste donc à donner à l'homme un *moi* fort et énergique, basé sur les idées que l'on s'efforce de lui inculquer, idées qui seront le point de départ de son développement intellectuel et moral, et la base de conduite dans sa vie ultérieure. Le fait principal en même temps qu'initial des maladies mentales est un affaiblissement plus ou moins marqué du *moi*. »

Voilà qui est décisif. Après cela, on ne peut se faire une idée inexacte du rôle de l'éducateur. On comprend que tous les efforts doivent tendre fatalement, inéluctablement vers ce seul et unique but : Synthétiser tous les éléments du moi afin de construire ce moi non encore affermi, mais bien chancelant et incertain.

# CHAPITRE VI

Qui dans sa vie n'a trompé son semblable? Peu de gens peuvent le prétendre ; mais on accuse particulièrement les femmes et surtout les femmes hystériques, de dissimuler plus et mieux que les autres.

Nous avons vu plus haut ce qu'il convient de penser de cette duplicité. Cependant il faut bien convenir que si l'auto-suggestion suit presque fatalement le mensonge chez l'hystérique, il n'en est pas moins vrai que, dès le premier moment, ce mensonge existe très réellement, et trop souvent on ne songe pas à l'influence qu'il peut avoir sur la personne psychique de celle qui trompe ainsi.

Il faut se bien persuader d'un fait : c'est que tout le monde n'est pas capable de dissimuler impunément.

Chacun a pu observer le trouble qui s'empare d'un enfant lors de ses premiers mensonges, combien il est aisé de le faire tomber en confusion, par un simple regard quelque peu attentif.

Cela provient de ce que mentir est déjà un effort de volonté dont qui que cela soit n'est pas capable.

Qu'est-ce que dissimuler, en somme?

C'est détacher de soi pour un temps donné une portion de sa personnalité ; c'est, en un mot, jouer son rôle. Cette séparation se fait assez difficilement au début ; peu à peu elle devient plus simple, plus aisée, plus prompte. Mais une fois l'analyse faite, il faut songer à refaire la synthèse; c'est là que réside la difficulté. Cette synthèse sera d'autant plus pénible que l'analyse aura été plus facile.

Tout le monde sait qu'après quelques années de cette existence particulière qui leur est faite, les gens de théâtre, le plus souvent, deviennent incapables de vivre leur existence comme les autres; ils veulent à tout prix rester dans les rôles qui leur incombent durant le cours de leur profession, et ne craignent rien tant que de revenir à cette vie courante qui synthétise tout et demande la pleine et entière possession de soi-même. Ils veulent, en somme, continuer leur vie de planches partout et toujours.

La dissimulation est absolument comparable à un rôle tragique ou comique.

Au début, on parvient aisé ment à se reprendre; mais peu à peu la dissociation devient plus complète dans la dissimulation; elle est plus parfaite, et par conséquent plus difficile à effacer.

Ainsi donc, dissimuler, c'est jouer un rôle; jouer un rôle, c'est se dissocier. Or, tous les efforts de l'éducateur doivent tendre vers la synthèse.

Ceci explique un fait d'un grand intérêt.

On peut remarquer couramment que la plupart des hystériques ont leurs crises de nerfs non seulement à l'occasion des contrariétés que leur entourage voit et connaît, mais encore et surtout à l'occasion de contrariétés et d'inquiétudes connues d'elles seules.

An..., âgée de dix-sept ans, lisseuse, craignant d'être enceinte et effrayée à la pensée que sa mère pourrait s'apercevoir de sa conduite, avait de fréquentes crises de nerfs, et toujours lorsque quoi que cela soit venait lui rappeler la situation qu'elle redoutait. Sa mère venait-elle à lui toucher la tête ou le bras dans une intention tout amicale, immédiatement elle avait une crise de nerfs, tant elle craignait que l'on ne s'aperçût de ce qu'elle croyait être.

Puis, peu à peu, lasse jusqu'à épuisement de sa dissimulation, cette jeune fille s'endormait à tous les instants du jour ; elle déposait pour un instant le fardeau trop lourd pour elle d'une personnalité double, d'un double rôle, et devenait pendant un temps donné une partie d'elle-même seulement.

En outre, la dissimulation peut devenir et devient le plus souvent chez les hystériques une habitude psychique et mentale dont on se débarrasse difficilement. On trompe uniquement parce qu'on a trompé jusqu'à présent, et que cesser de le faire serait déjà un effort au-dessus des forces dont on dispose.

Ainsi donc, la dissimulation devient un attribut fatal et nécessaire de l'esprit d'une hystérique.

Rien n'est plus nuisible à nos jeunes filles que cette tolérance trop indulgente dont on use si souvent à leur égard.

On admire beaucoup trop la finesse surprenante de la petite fille, l'art gentil avec lequel elle nie une espiéglerie commise ; ce n'est point là de la gentillesse, c'est déjà de la fausseté, de la tromperie. La subir, c'est l'encourager. Et cependant, cette enfant se concilie fort bien les bonnes grâces de l'entourage, parce qu'on aime habituellement ce qui paraît aux yeux.

L'enfant est devant nous, bien occupée à nous raconter toute une histoire, inventée par elle de toutes pièces, avec la ferme intention de nous tromper et de nous faire croire à des choses qui n'ont jamais existé. Au lieu de l'encourager par des cris admiratifs sur sa bonne grâce, son imagination, etc., nous la réprimandons sur ce besoin de tromper, qui est réellement indigne d'une vraie femme et d'une femme vraie, car toutes ces petites misères peuvent prendre leur part à l'éclosion d'accidents sérieux chez le sujet.

Beaucoup de personnes sont peu disposées à la sévérité vis-à-vis de l'enfant, sous le prétexte que ses fautes ne sont jamais bien grandes et n'ont aucunes conséquences. Voudraient-elles par hasard qu'une enfant se rendît coupable des mêmes errements qu'une femme ?

Une petite fille est bien peu de chose au point de vue moral et psychique ; les manifestations et mouvements de son âme sont aussi forcément choses minuscules, proportionnées qu'elles sont à la petite envergure de tout son être.

La moindre tromperie devra donc éveiller l'attention de l'éducateur et l'inviter à une sévérité jamais inopportune.

Enfin, à ce propos, on ne peut s'empêcher de penser à une coutume malheureusement trop répandue : de produire les enfants en public et leur faire jouer des rôles dans des petites pièces de théâtre même appropriées à leur âge.

Il est infiniment probable que c'est là un excellent procédé pour cultiver l'orgueil des petites filles, les obliger à changer de personnalités de temps en temps et empêcher l'unification de cette même personnalité, unification vers laquelle doivent tendre tous les efforts.

# CHAPITRE VII

On a dit que l'hystérie était surtout fréquente chez les personnes dont la vie est remplie de félicités et n'ayant aucun sujet de souffrance.

D'où l'on avait promptement tiré cette conclusion que les classes supérieures devaient seules fournir des hystériques, et cela d'une façon à peu près exclusive.

On a eu recours alors à la statistique, qui a démontré que les campagnes n'étaient certes pas étrangères à l'évolution de l'hystérie, et au lieu de donner à cette opinion l'explication qu'elle demande très probablement, on l'a abandonnée.

Il est permis de maintenir cette assertion : que le bonheur est un élément favorable à l'évolution de l'hystérie. Le malentendu n'est pas ici à notre avis, mais bien plutôt dans le mot *bonheur*. En effet, que faut-il entendre par là ? Ce n'est pas à coup sûr une substance pouvant se mesurer avec une commune mesure, de telle sorte qu'on puisse la doser également en toutes circonstances.

Son appréciation dépend essentiellement du jugement de l'homme, c'est lui qui décide si oui ou non le bonheur existe. Il résulte forcément de là que tout est relatif dans cette question, et que la comparaison est le seul moyen dont on puisse user en pareil cas.

Ainsi donc, telle personne appartenant à la classe supérieure peut se trouver très malheureuse par comparaison avec son entourage, alors que telle petite paysanne, environnée exclusivement de cultivateurs, peut goûter toutes les douceurs de la vie par rapport au reste de la famille.

Il nous souvient d'une jeune femme qui, mariée une première fois à un mari qui occupait un fort belle situation, eut des accidents hystériques variés, pour lesquels des soins dévoués mais mal entendus lui furent donnés.

Devenue veuve au bout d'un certain temps, elle se remaria, mais dans des conditions toutes différentes. Sa situation fut bien inférieure à la première. Privée dès lors des soins qu'on lui avait jadis prodigués, obligée de s'occuper très sérieusement de son intérieur, elle guérit presque brusquement et totalement de tous les accidents qui avaient jadis causé le désespoir de toute la famille.

Voilà un exemple des plus frappants. Quelles femmes sont donc hystériques dans les campagnes?

Mais les filles de cultivateurs qui veulent se soustraire à l'ouvrage qui incombe à chacun.

Nous avons vu dernièrement une jeune fille de quinze ans, fille de jardinier, atteinte de chorée hystérique, se refuser à tout travail dans la maison.

Comme elle nous demandait un conseil pour faire disparaître cette affection le plus rapidement possible, nous lui répondîmes de travailler de peine et en particulier de nettoyer le plancher de sa maison. Elle le fit de mauvaise grâce, avec des procédés enfantins ne ressemblant en rien à ceux que la vieille expérience a perpétués à travers les siècles. Interrogée sur les motifs qui l'avaient conduite à une telle maladresse, elle nous répondit naïvement que la crainte de détériorer ses genoux l'avait seule guidée dans cette circonstance.

Comme nous la plaisantions à ce sujet, lui demandant si elle exposait fréquemment ses genoux en public, elle finit par témoigner une certaine impatience et nous répondit à demi vexée et comme quelqu'un qui veut en rester là :

« Et puis, enfin, ça me fait mal aux genoux. »

A chacun selon son rang, mais chacun doit avoir sa tâche à

remplir, quelle qu'elle soit d'ailleurs, mais suffisante pour amener de véritables préoccupations dans l'esprit des femmes.

Il faut avant tout qu'elles aient de multiples occasions de penser: or, le malheur est encore le meilleur moyen de créer des personnalités, on ne trouve point d'hystériques parmi ces femmes malheureuses dont la vie matérielle et morale n'a été qu'une longue douleur.

La souffrance excessive, l'abus du travail, donneront lieu peut-être à la neurasthénie, mais jamais, ou presque jamais, à l'hystérie.

A défaut de douleurs qu'il est interdit de créer de gaieté de cœur, et cela au nom de l'humanité, on pourra établir des occupations qui amèneront chez la femme la concentration de toute sa psychicité.

Ce n'est pas à dire que les femmes doivent absolument obtenir des chaires de professeur ou devenir membres de l'Institut, et qu'en dehors de telles situations leur état mental soit compromis. Loin de là. Que celles que leurs facultés intellectuelles autorisent à de telles entreprises s'y lancent sans regrets et sans inquiétudes; mais toutes ne peuvent accomplir la même tâche, et surtout il en est qui ne peuvent suffire à de multiples occupations. Or, la première tâche pour la femme est l'éducation de sa famille, lorsqu'elle en a, bien entendu. C'est donc là que doivent avant tout se concentrer tous ses efforts.

Cette éducation ne consiste pas seulement dans un fait que les femmes traduisent si souvent par une expression dont l'insuffisance répond admirablement à l'insuffisance de la tâche : « garder les enfants, » en d'autres termes, les laisser agir près de soi, veillant à ce qu'ils dérangent le moins possible la personne qui en est chargée; voilà la traduction exacte. On s'occupe simplement que leur personne physique ne souffre pas; mais quant à l'éducation proprement dite, celle qui forme l'âme et l'esprit de l'enfant, et dont l'influence ou l'absence se font sentir bien avant les premières paroles, celle-là est nulle, et l'on entend dire couramment que l'on a bien le temps d'inquiéter l'enfant, comme si cela peut s'appeler inquiéter quelqu'un que lui éviter tant de futurs malheurs et de futures douleurs.

En France, certes, les femmes ont souci de leurs enfants, et si l'on peut quelquefois les accuser de négligence, c'est parce qu'elles n'ont pas songé à l'importance de leur rôle bien plutôt que par mauvaise volonté; elles ne croient pas toujours à l'utilité de leur influence, ou, par une étrange aberration dont l'éducation est encore responsable, elles sacrifieront leurs enfants à des devoirs tout à fait secondaires, qui même, on pourrait ajouter, sont conciliables avec leurs devoirs maternels.

Nous avons entendu une mère de famille nous déclarer que ses devoirs de femme du monde l'empêchaient de s'occuper de ses enfants.

Il faut justement habituer de bonne heure les jeunes filles à suffire sans fatigue à tous les travaux qu'elles doivent faire; on y arrive aisément si on leur fait perdre cette funeste habitude de s'abandonner dans le courant de la journée, de se quitter elles-mêmes, pour ainsi dire; ce sont ces moments où l'on ne compte ni pour soi ni pour les autres qui constituent les plus grandes pertes de temps. Beaucoup de femmes passent ainsi les plus grandes parties de leur journée. Elles ne sont quelqu'un que deux ou trois heures par jour, par exemple; le reste du temps, ce sont d'agréables petites choses, mais non des personnes utiles et pensantes.

Il faut donc armer la femme de cette autorité sur elle-même qui lui permette d'élever ses enfants sans négliger aucun des autres devoirs qui peuvent lui incomber. Aucune tâche n'est trop grande pour un esprit exercé et méthodique. Mais, toujours et toujours, l'enfant doit être pour sa mère la seule et vraie préoccupation.

Nous avons connu telle mère de famille, femme charmante à tous égards, femme du monde, d'une éducation raffinée, qui avait pris l'agréable et facile habitude de quitter sa maison à l'arrivée de ses enfants, parce que ces deux garçonnets, très turbulents, très mal élevés précisément, la dérangeaient dans sa quiétude. Elle affirmait que leur présence était nuisible à sa santé. Il est permis de penser, au contraire, qu'un effort vigoureux et bien compris eût affermi cette nature inconsistante, et qu'une bonne santé physique eût été, à n'en pas douter, la conséquence d'une bonne santé morale.

La femme, après avoir été elle-même l'objet de soins particuliers, ne doit jamais s'en remettre à personne du soin de ses enfants.

Dans la bonne intention de distraire une jeune fille, on l'envoie trop souvent partout où l'on veut bien la recevoir, sans s'inquiéter des conséquences de cette manière de procéder.

Les inconvénients en sont considérables.

D'abord, l'enfant va dans un milieu étranger à celui dans lequel il doit vivre; il voit une manière d'agir et de penser toute nouvelle pour lui et qui a beaucoup de chances pour n'être point celle de sa famille. Par cela même, elle lui plaira bien davantage. La petite fille trouve toujours plus beau et plus agréable le mode de vie d'une petite connaissance que sa propre existence. C'est là un fait d'expérience journalière et bien facile à confirmer. La cause relève sans doute dans l'imagination de l'enfance, qui est si intense et qui entoure du cadre même de son esprit, tout ce qu'elle connaît peu ou mal. La moindre action, la moindre parole, sont revêtues de merveilleuses enluminures dont l'enfant accompagne et ornemente tout ce qu'il voit et tout ce qu'il entend.

Chez lui, au contraire, dans sa famille, la banalité et la répétition altèrent le romanesque, qui disparaît pour faire place à la lassitude et à l'ennui si l'on n'y veille de près. Or, cet ennui ressortira bien davantage si l'on fournit à l'enfant l'occasion de fréquentes comparaisons avec le nouveau et l'inconnu.

« Oui, disait une petite fille à sa mère, à la suite d'une observation, M^me X..., chez qui je suis allée hier, ne dit jamais de telles choses à sa fille. »

Elle s'appuie sur l'exemple qu'elle a vu dans ce qu'il a d'avantageux pour elle, bien entendu. L'effet est absolument désastreux.

L'enfant en visite chez des amis ne songe pas que chacun de nous possède, grâce aux exigences sociales et mondaines, un *habitus at home*, et un *habitus en société*. Forcément, la jeune fille voyant la maman d'une petite amie la trouve beaucoup plus aimable que sa propre mère; elle ne songe pas que, dans l'intimité, le caractère vrai et réel de cette douce maman doit se manifester, que les nécessités de l'éducation troublent peut-être bien cette bonne intelligence, qui semble cependant si parfaite et tellement inaltérable.

Ces faits rappellent un peu la réflexion d'une femme, dont les enfants étaient négligés et malpropres, à une autre maman soigneuse et ordonnée : « Vraiment, je ne sais comment vous faites, mais vos enfants sont toujours propres et agréables à voir. »

Il est des gens qui ont besoin d'assister à un événement pour y croire. Les enfants sont ainsi et ne songent pas que leurs propres parents amèneront par leur manière d'être des pensées identiques chez leurs petits amis.

Aussi, quelle est la maman qui n'a point constaté chez son enfant, sans grands efforts, d'ailleurs, de petits changements dans le caractère, de petites modifications dans l'habitus, de petites révoltes vis-à-vis de situations précédemment acceptées, et cela à la suite d'une après-midi passée chez « une amie intime », ou d'une journée véritablement gaspillée au sein d'« une fort belle société cependant ».

En outre, on peut dire, avec un illustre philosophe, que chacun de nous aurait beaucoup moins de vices s'il n'avait que les siens propres. Personne n'ignore, en effet, le don d'imitation que possèdent les enfants. Qui de nous n'a vu des enfants acquérir une manière de parler défectueuse, un strabisme volontaire, un tic quelconque, et cela pour avoir vu une personne ou un camarade victime d'un de ces défauts. L'enfant acquiert beaucoup de mauvaises habitudes en voyant ceux qui l'entourent; mais son pauvre petit jugement, bien infime, ne lui montre pas qu'il n'y a point substitution. C'est là qu'est l'intérêt : à ses mauvaises dispositions naturelles, il ajoute celles des autres.

Il ne faut pas alléguer que l'on choisit la société de l'enfant, que les amies choisies n'ont point de défauts sérieux. Cela ne suffit pas pour autoriser la familiarité. Car, bien que la comparaison soit un peu vulgaire, on peut songer que les fruits les plus sains mis un trop long temps dans un contact trop intime finissent par s'altérer. De même pour les enfants : une trop grande intimité peut amener des troubles.

Enfin, autre désagrément non moins grave !

La jeune fille vouée au travail par son origine et sa condition peut se voir acceptée ou même simplement subie dans des familles de situation supérieure à la sienne.

Elle verra donc un *modus vivendi* plus large, un intérieur plus confortable, et sait-on si la vue d'un pareil spectacle ne diminuera pas les bonnes dispositions antérieures dont sa mère se réjouissait jadis? Sait-on si le dépit ne fera pas naître chez elle la haine jalouse et le dégoût du travail?

Il faut se défier des rêveries des enfants succédant à des visites chez des amies plus fortunées qu'elles. Rien n'est plus malsain que cet état d'esprit.

En effet, la jeune fille rêve : c'est une façon de ne pas se maintenir bien en soi-même. Elle est jalouse de telle ou telle de ses connaissances : c'est une passion naissante. Or, rien n'est plus déprimant, plus dissociant que les passions, surtout lorsqu'elles ne peuvent être satisfaites, ce qui arrive le plus souvent, car, sans cela, elles ne seraient plus telles.

Ainsi donc, jamais, sous aucun prétexte, n'envoyer ses enfants à tort et à travers sans s'inquiéter de ce qu'elles pensent.

Heureux encore lorsque les petites filles sont assez ouvertes pour avouer franchement leurs peines et leurs préoccupations; mais il en est qui jamais ne témoignent d'un mécontentement ni d'une haine : ce sont les natures les plus dangereuses et dont on doit le plus se défier.

Cela est vraiment si simple à faire pour une mère. Les femmes y trouveront un tel plaisir en songeant qu'elles font, et qu'elles font seules, sans aucun aide, ce que Joseph de Maistre a parfaitement déterminé dans sa lettre à sa fille :

« Mais elles font quelque chose de plus grand que tout cela ; c'est sur leurs genoux que se forme ce qu'il y a de plus excellent dans le monde : un honnête homme et une honnête femme. »

Aucune tâche ne peut être comparée à celle-là.

Observation I (personnelle).

A. L..., dix-sept ans, lisseuse (20 janvier 1897).

*Antécédents héréditaires.* — Père impaludique après un voyage en Algérie, mort il y a sept ans de tuberculose pulmonaire, concomitante à une affection stomacale. C'était un exalté qui, vers la fin de ses jours, versa dans les doctrines subversives de l'anarchisme, après être passé, d'ailleurs, par toute une série de partis politiques. Il était nerveux, irritable, et, pendant sa maladie, qui dura deux ans, il donna des signes non équivoques de nervosité irraisonnée. Il appelait volontiers son enfant, uniquement pour lui tirer les cheveux, sans aucun motif apparent.

La mère, actuellement âgée de quarante-huit ans, a toujours joui d'une excellente santé et ne présente aucune tare nerveuse.

La malade a eu deux frères qui sont morts en bas âge de méningite tuberculeuse probable.

*Antécédents personnels.* — La jeune fille, nourrie par sa mère jusqu'à l'âge de dix-neuf mois, était forte et vigoureuse à cette époque.

A l'âge de trois ans, elle eut une entérite avec augmentation considérable de volume du ventre. La durée de cette maladie ne dépassa pas deux mois.

A trois ans et demi, elle eut une varicelle très légère.

La rougeole, à six ans, et cela deux fois dans le courant du même été.

A sept ans, une fièvre muqueuse, de faible intensité. Durée de la maladie : un mois.

Enfin, vers l'âge de onze ans, elle eut un peu de congestion oculaire limitée à l'œil gauche.

A tout cela, ajoutons, entre six et huit ans, quelques accès d'impaludisme, qui ont, depuis, complètement disparu.

Elle fut réglée à treize ans, assez peu régulièrement, et jusqu'à l'âge de dix-sept ans, elle jouit d'une assez bonne santé.

Envoyée, à l'âge de douze ans, chez une connaissance de sa mère, pour apprendre à lisser, elle y resta deux ans, et à ce moment, soit à l'âge de quatorze ans, elle entra dans un grand atelier dont elle ne peut se lasser de faire l'éloge.

A partir de cette époque, les nouvelles influences qui agissent sur elle se combinent avec l'éducation absolument nulle qui lui est donnée, pour en faire ce que nous la voyons aujourd'hui.

La malade reconnaît n'avoir jamais été contrariée par son père, qui, pour *s'éviter les désagréments qui résultent toujours du redressement des torts d'un enfant,* lui laissait volontiers dire et faire tout ce qui lui convenait.

De plus, sur la moindre observation de sa mère, l'enfant se roulait à terre, poussant des cris et faisant force grimaces, auxquels, chez elle, personne ne songeait à mettre fin.

En dépit des allégations de la malade, qui prétend avoir toujours eu une crainte plus grande de sa mère que de son père, on peut voir facilement que le caractère de la mère est absolument nul, sans aucune volonté, sans aucune énergie, et surtout (question capitale), sans aucune influence sur celui de sa fille.

A l'âge de douze ans, elle fut témoin de crises de nerfs chez une personne d'une vingtaine d'années qui habitait dans la même maison qu'elle.

L'impression produite sur elle par ce spectacle est plutôt de la frayeur, d'après ce qu'elle dit. Cependant, il n'est pas très sûr qu'elle n'ait pas vu là une attitude intéressante pour une femme.

A quatorze ans, elle entra donc dans un atelier dont la maîtresse était nerveuse, sujette à des crises de larmes fréquentes et peu motivées.

Vers l'âge de quinze ans, grondée par cette personne pour une maladresse involontaire, elle fut froissée par la réflexion suivante :

« Après tout, je vous paie. »

Au moment même, elle refoula sa colère; mais, le lendemain, une crise de nerfs avec perte de conscience et étouffement se déclarait chez la malade.

Revenue à elle par la pression des ovaires, elle eut une nouvelle crise, huit jours après, mais plus faible que la première.

Sa maîtresse lui ayant dit alors qu'elle était hystérique, elle en conçut un violent chagrin, et dit n'avoir jamais pu lui pardonner cette appréciation.

Cependant, elle convient que cette dame a toujours eu pour elle toutes les attentions possibles; elle-même n'a point le courage de la mal recevoir.

Puis un intervalle de deux ans, au cours duquel rien de particulier à signaler.

A dix-sept ans, elle fut séduite par un jeune homme qui l'abandonna quatre mois après et quitta Bordeaux.

Dès qu'elle eut fait la connaissance de ce jeune homme, une nouvelle période de sa vie commença pour elle, période qui dure encore actuellement.

Les grandes crises d'hystérie classique commencèrent à se produire; elle les attribue aux regrets que, nous dit-elle, lui laissait sa conduite.

Après le départ du jeune homme, nouvelle modification.

Les crises continuent moins violentes, mais suivies et précédées d'un sommeil léthargique de durée variable.

Effrayée par un retard de deux mois dans sa menstruation, elle se crut enceinte, et traversa alors une période fort critique, absorbant une foule d'infusions qu'on lui conseillait de côté et d'autre. Elle eut à ce moment environ deux crises de nerfs par jour, restant endormie des heures entières sans qu'il fût possible de la réveiller.

*Etat actuel.* — Examinée, elle se présente sous l'aspect d'une personne indolente qui craint fort de porter atteinte à l'embonpoint, non excessif cependant, que nous trouvons chez elle.

La santé est excellente pour le moment. Le facies serait bon s'il n'était ravagé par la névrose qui tourmente la malade.

Le regard, vague, paraît fixé à l'infini, et nous n'avons jamais pu obtenir pour notre part que la malade, en nous parlant, fixât ses yeux sur nous.

Lorsque nos regards viennent par hasard à se croiser, vite elle détourne de grands yeux sans expression, de crainte, dit-elle, de s'endormir en nous regardant.

L'habitus est plutôt affecté, et paraît être celui d'une femme qui veut plaire et cacher aux yeux investigateurs une foule de pensées qui s'agitent dans son esprit.

Interrogée par nous, elle répond de fort bonne grâce à toutes nos questions; on découvre ainsi en l'interrogeant de coupables négligences de la part de la mère.

On apprend, en effet, que, sous le fallacieux prétexte de faire des travaux supplémentaires à l'atelier, elle rentra chez elle entre huit heures et demie et neuf heures du soir pendant les quatre mois que dura sa liaison.

Et cela, sans que jamais sa mère se soit inquiétée de ce que pouvait devenir sa fille pendant tout ce temps.

Elle fit, il y a quelque mois, la connaissance d'une jeune chanteuse de café-concert, et sa mère ne songea pas à lui interdire une compagnie dangereuse pour un caractère faible. Sous le prétexte de distraire la malade, les deux jeunes filles se rendirent réciproquement de nombreuses visites.

Conduite par sa nouvelle amie, elle se fit photographier et accorda au photographe l'autorisation d'user de l'épreuve comme bon lui semblerait.

Je lui demandais ce qu'elle répondrait à sa mère si jamais celle-ci venait à lui affirmer avoir vu sa photographie affichée ; elle me dit que jamais elle n'avouerait la vérité : « Mais, lui dis-je, pourquoi me l'avez-vous donc avoué, lorsque je vous ai affirmé vous avoir vue? — Parce qu'il me semble que vous y voyez plus clair que les autres. D'ailleurs, continua-t-elle, ma mère est la dernière personne à qui j'avouerais mes fautes. »

Cette dernière phrase traduit bien parfaitement l'état d'esprit de la malade.

Elle paraît être dans une période de franchise à notre égard.

Elle reconnaît avec nous la faiblesse de caractère de sa mère (elle s'oublie jusqu'à la frapper dans ses accès d'emportement).

Elle reconnaît encore ne jamais dire à personne ce qu'elle pense sur quelque sujet que cela soit et elle avoue que, généralement, le dernier qui lui parle a raison à ses yeux.

C'est, en un mot, la personne inconsistante par excellence et faite telle par une éducation négligée.

Observant l'attitude de la mère, on peut remarquer que le seul mode de réaction possible chez cette femme réside dans les larmes. Arrivant un jour pendant que sa fille exécute toutes les grandes évolutions classiques de l'hystérie, elle pleure, s'approche de sa fille pour l'embrasser et ne paraît nullement s'émouvoir des coups qui pleuvent sur elle.

Et pendant cette scène si pénible, rien dans le visage de la mère ne trahit le passage d'une pensée quelconque.

Tel est le plus souvent le milieu dans lequel évoluent les hystériques.


Observation II (personnelle).


J. J..., trente-huit ans, sans profession (20 mars 1897).

*Antécédents héréditaires.* — Mère morte à soixante ans d'un cancer rénal droit. Elle fut alitée pendant six mois. Elle ne paraît pas avoir eu de tare nerveuse bien caractérisée, bien qu'elle ait été bruyante, tapageuse pendant toute son existence et capricieuse dans ses procédés vis-à-vis de ses enfants.

Père mort à soixante ans d'une tumeur siégeant à droite et datant de quinze ans. Il fut alité pendant un an.

Un frère mort à vingt-quatre ans d'un rhumatisme à retentissement encéphalique. Durée un an.

Une sœur morte à vingt-huit ans de tuberculose pulmonaire.

Une autre sœur est sujette à des rhumatismes qui la font beaucoup souffrir.

Ses deux autres sœurs vivent et sont bien portantes. Mais aucune d'elles ne présente de tare nerveuse.

*Antécédents personnels.* — La malade a eu une fluxion de poitrine à l'âge de sept ans, puis une rougeole; sa vie fut même menacée à ce moment.

Au demeurant, vigoureuse et bien portante. Elle fut réglée à treize ans et demi, d'abord sans accident et régulièrement. A l'âge de quinze ans, elle commença à ressentir au moment de ses règles des souffrances intolérables dans la région abdominale, accompagnées de vomissements glaireux la plupart du temps.

Mariée à dix-neuf ans, elle a eu quatre enfants. L'aîné, actuellement âgé de dix-huit ans, jouit d'une excellente santé, sauf le retour fréquent et réitéré de maux de gorge et d'abcès amygdaliens. Le second, de bonne heure atteint de cyphose, est mort, à l'âge de huit ans, de rougeole et broncho-pneumonie.

Une de ses filles, âgée de treize ans, a été atteinte, à l'âge de sept ans, d'une scoliose qui fut redressée par l'application d'un corset de fer.

C'est au cours de sa première grossesse que la malade eut sa première grande attaque d'hystérie absolument classique, et cela à la suite d'une discussion avec une de ses sœurs.

Depuis ce moment, elle a eu environ tous les mois ou toutes les trois semaines, surtout à l'occasion de ses règles, des crises répétées.

Ces crises débutaient par des sensations d'embarras à l'épigastre, des bâillements convulsifs et des étouffements persistants, tandis que la boule hystérique lui remontait à la gorge.

Après la naissance de son enfant, ces crises ont complètement disparu.

A la mort de son fils, à l'âge de vingt-neuf ans, elle eut une grande attaque qui ne fut suivie d'aucune autre jusqu'à l'âge de trente-quatre ans, époque de sa nouvelle et dernière grossesse, au cours de laquelle elle eut encore une ou deux crises très violentes. Depuis, elle n'en a plus eu.

A l'examen, on trouve un peu d'hypoesthésie du côté gauche et de l'exagération du réflexe pharyngien.

La malade, au premier abord assez ouverte, consent, sur notre prière, à nous donner des renseignements assez complets sur l'éducation dont elle a été l'objet.

Elle reconnaît elle-même avoir été la préférée de ses parents et en particulier de sa mère.

La plus jeune de la famille, sa mère la garda chez elle pour l'envoyer travailler dans un atelier, tandis qu'elle se débarrassait de ses autres filles en les plaçant domestiques de côté et d'autre. La mère refusait même de garder ses autres filles chez elle pendant que les pauvres enfants cherchaient une place. Sujette à de violentes colères, elle s'emportait fréquemment et en arrivait à frapper sa fille de n'importe quelle manière, à coups de poing au besoin.

Elle lui reprochait la même faute pendant des journées entières parfois et ne mettait fin à ses interminables litanies qu'après une colère de sa fille.

Cependant, malgré toutes ces misères, malgré ces brutalités irréfléchies, la mère n'inspirait aucune crainte à sa fille. La malade savait, d'ailleurs, pour maintenir le bien-être qui l'entourait, flatter et dorloter sa mère de toutes façons. La mère donnait des ordres qui n'étaient point exécutés, en dépit de tous les cris qu'elle pouvait pousser. Du reste, elle n'en exigeait point l'exécution.

Peu communicative pendant son enfance et son adolescence, la jeune fille avait un caractère sombre, assez froid. En général, elle ne faisait pas connaître les pensées qui l'agitaient.

Elle n'aimait pas la promenade, demeurait volontiers seule toutes les fois qu'elle le pouvait et entrait dans de grandes colères lorsqu'une de ses sœurs essayait, en la taquinant, de l'arracher à sa solitude.

Elle pleurait aisément des journées entières pour des futilités, se trouvant bien malheureuse, nous dit-elle.

Enfin, entre quinze et dix-neuf ans, elle lut une quantité prodigieuse de romans, veillant pour cela jusqu'à une et deux heures du matin.

A l'âge de quinze ans, elle fit la connaissance d'un jeune homme de vingt ans, de fort belle situation, qui fut envoyé en Espagne par son père, afin que le mariage projeté par les deux jeunes gens devînt impossible. Il n'eut pas lieu, en effet, après une série de péripéties, et cette contrariété ne fut pas assez violente pour déterminer chez la malade des troubles nerveux de nature quelconque.

Depuis l'apparition des crises, le caractère de la malade paraît avoir totalement changé. De froid et indolent qu'il *paraissait* être, il est devenu violent, emporté, cachant, sous une apparence expansive et prime-sautière, une nature essentiellement réfléchie, calculatrice et personnelle.

Au premier abord, la malade cherche à plaire avant tout par une

bonhomie d'emprunt. D'un embonpoint assez considérable, elle évite
les fatigues et se ménage, afin de ne pas perdre « sa belle graisse »,
comme elle le dit si bien. Elle ne se lasse pas de faire en toutes circonstances l'éloge de son caractère, disant à qui veut l'entendre que, prenant
des colères sans motifs sérieux le plus souvent, elle n'y songe plus dix
minutes après. C'est là un signe de manque de mémoire et de légèreté
de caractère; elle en fait l'indice d'un bon naturel.

Elle aime peu à se donner du mal.

Elle se repose volontiers sur son mari, son fils et sa fille, des soins
du ménage.

Elle est aussi complexe et égoïste qu'elle veut paraître simple et
bonne.

Elle pleure à propos de rien, et chez elle cette émotion physique dont
il a été question plus haut se présente dans toute sa netteté.

OBSERVATION III (personnelle).

C. P..., trente-huit ans, sans profession.

*Antécédents héréditaires.* — Père mort il y a trente-cinq ans. Très
doux de caractère.

La mère, âgée de soixante-huit ans, vit encore; mariée deux fois, elle
a eu trois enfants.

Elle était sujette à des crises de nerfs, dont les premières ont apparu
vers l'âge de vingt ans, sans perte de connaissance, à la suite de contrariétés. Elle en a eu ainsi successivement deux ou trois.

Ces attaques de nerfs, qui ont disparu d'elles-mêmes, sont revenues à
l'époque de chaque nouvelle grossesse, pour faire une dernière apparition à la ménopause.

*Antécédents personnels.* — La malade a eu la fièvre typhoïde à trois
ans, puis la rougeole.

Envoyée à l'école vers l'âge de six ou sept ans, elle possédait une
mémoire véritablement prodigieuse, nous dit-elle; mais, à ce moment,
elle ressentit à la tête des douleurs très violentes, à la suite desquelles
sa mémoire fut presque totalement perdue.

Depuis, elle souffrit très fréquemment de la tête.

Réglée à quatorze ans, elle le fut régu'ièrement et sans douleurs.

Mais, à l'âge de dix-sept ans, s'étant jetée à l'eau pour sauver un
enfant qui se noyait, ses règles devinrent subitement pâles et accompagnées de violentes coliques.

Mariée à vingt ans, elle eut deux enfants : le premier à vingt-trois
ans, le second à vingt-sept ans.

Cette jeune femme, dont l'existence a été peu agréable, présente des signes non équivoques d'une hystérie latente, qui ne demande pour évoluer que des conditions favorables.

A l'occasion de contrariétés, elle éprouve la sensation d'une boule qui lui monte à la gorge, l'étouffe et provoque des vomissements glaireux accompagnés de crises de larmes.

Mais la malade a conservé une certaine puissance sur elle-même, car elle peut, à force d'énergie, empêcher ces accès d'évoluer.

D'ailleurs, l'état de la sensibilité paraît normal.

Cette malade n'est pas encore la chose de sa névrose, et cela peut-être grâce aux circonstances pénibles et difficiles qui ont entouré sa vie.

Élevée par une mère qui ne lui prodigua point son affection, elle fut témoin de l'immense préférence que sa mère afficha toujours pour sa sœur. Elle vécut ainsi pendant longtemps dans un *froissement constant de ses sentiments affectifs*, sans aucune espèce de consolation.

Le mariage fut pour elle une nouvelle cause de douleurs, car elle devint la femme d'un alcoolique, dont elle dut se séparer devant la loi vers l'âge de vingt-sept ans.

# DEUXIÈME PARTIE

## De l'influence de l'éducation sur l'hystérie féminine.

---

## CHAPITRE VIII

---

De toutes les considérations précédentes, on peut nettement conclure : rien n'est plus favorable au développement de l'hystérie que l'éducation donnée couramment aux jeunes filles.

On use, en général, de trop d'indulgence à leur égard; on les élève peu pour la société, par conséquent pour la famille, mais bien davantage pour elles-mêmes, dans leur intérêt immédiat et matériel; on prend un soin jaloux de leur système nerveux, parce qu'on y a découvert quelques délicatesses. On leur aplanit toutes les difficultés de leur vie d'enfant. Nous avons connu telle maman qui portait plainte à la maîtresse de classe chaque fois que sa fille se prenait de querelle avec ses petites camarades. Comme si la vie de cette enfant devait être une série ininterrompue de félicités, d'approbations et de joies.

Il n'est pas étonnant qu'une femme subitement atteinte par le malheur, après avoir été aussi maladroitement ménagée, ne puisse résister au choc de l'infortune.

Celle qui, à dix-huit ans, pleurait pour une toilette mal arrangée à son gré, aura une crise de nerfs ou tous autres accidents hystériques lors de la mort de sa mère, du départ de son fiancé, etc.

Mais tandis que, grâce à l'intempestive sollicitude de la maman, la toilette changeait de physionomie, la mère morte ne reviendra pas à la vie; d'où la série des accidents consécutifs.

On néglige trop souvent l'éducation des jeunes filles, sans penser que ce sont elles qui façonneront plus tard l'esprit des hommes comme celui des femmes.

Il ne faut pas dire que les jeunes gens leur sont enlevés assez tôt pour que leur influence soit nulle sur eux. Car c'est là une erreur. En effet, ce n'est pas à quinze ans que l'on fait l'éducation d'une créature humaine, ou tout au moins ce n'est pas à quinze ans que l'on façonne un caractère, ni même à huit ou dix ans.

L'enfant comprend avant de parler, il réagit vis-à-vis du milieu extérieur bien avant qu'on ne le croie; d'où l'on peut conclure qu'il reçoit une éducation pendant tout le temps que dure l'influence maternelle.

Il faut donc s'occuper des femmes le plus sérieusement du monde, les considérer comme des créatures précieuses dont la société a le plus grand besoin pour assurer la bonne et salutaire évolution des jeunes.

Si ce n'est pour elles-mêmes, il faut du moins songer à leurs enfants, et par conséquent leur assurer tous les soins psychiques dont elles peuvent avoir besoin.

Nous avons vu quels sont les grands écueils à éviter lorsqu'il s'agit de faire l'éducation d'une jeune fille, et en particulier d'une jeune fille que ses antécédents peuvent rendre suspecte au point vue névropathique.

Nous savons, en outre, quel est le but de toute éducation.

L'opinion de Déjerine, dans sa thèse d'agrégation, est la suivante :

« L'état psychologique morbide, peut-on dire, commence lorsque, le *moi* tombant au-dessous d'une certaine moyenne, l'individu ne réagit plus suivant la normale contre les diverses causes d'incitation qui viennent l'assaillir. »

« Le conflit de l'impulsion et du moi qui a lieu dans l'homme à l'état normal, dit Griesinger, se juge, en dernière analyse par le moi, et constitue ainsi la liberté de l'homme. Originairement, l'homme n'est pas libre; il ne l'est qu'autant qu'il lui vient une masse d'idées bien coordonnées, qui constituent un noyau solide, le *moi*. L'enfant n'est pas libre, parce que son moi n'est pas encore assez énergique pour mettre en lutte des complexus d'idées fortement enchaînées. »

Le seul but de l'éducation consiste donc à donner à l'homme un *moi* fort et énergique, basé sur les idées que l'on s'efforce de lui inculquer, idées qui seront le point de départ de son développement intellectuel et moral et la base de conduite de sa vie ultérieure. *Le fait principal en même temps qu'initial des maladies mentales, est un affaiblissement marqué du moi.* »

Ainsi, le moi est constitué par les idées que l'on inculque et toutes les impressions venues du dehors. Tout concourt donc à cette belle synthèse, et souvent bien des influences sur lesquelles on comptait fort peu.

Déjerine dit que le moi est constitué par les idées que l'on inculque; mais combien d'autres idées non inculquées par l'éducateur concourent à la formation de la personnalité!

Souvent même, pour des raisons variées, pas toujours faciles à découvrir, celles que l'on voulait voir évoluer dans l'esprit de l'enfant ne peuvent s'y développer, et, au contraire, une foule d'autres, que l'on n'y invite nullement, pénètrent de vive force dans la place, s'y installent et refusent d'en sortir.

On peut conclure de là que l'on doit autant que possible surveiller toutes les sources d'idées qui peuvent fournir à l'enfant les éléments de son moi. Il faut connaître ses allant et venant et tâcher d'atteindre un but : ne permettre à aucune influence inconnue d'agir sur l'enfant.

D'ailleurs, on ne peut, à ce sujet, s'empêcher de penser à un traitement si efficace de l'hystérie : l'isolement.

« L'isolement est le premier, le plus rationnel et le meilleur traitement moral, dit Mlle Goldspiegel, dans sa thèse inaugurale *(Hystérie infantile).* Si on éloigne l'enfant de sa famille et de son entourage, si on le met dans une maison où toutes les personnes lui sont étrangères, où elles ne s'émeuvent pas à chaque crise, comme le font les parents, la moitié du traitement est déjà fait. Non seulement l'enfant doit être mis dans une maison spéciale, mais même il ne doit pas voir ses parents pendant un certain temps : « Le jeune malade fut d'abord soumis à l'électrisation statique tous les deux jours et aux pratiques hydrothérapiques quotidiennes, en même temps qu'il suivait un régime reconstituant. Mais le père ne voulut pas se séparer de son fils, et tous les jours, à la même heure, il était dans l'attente de l'attaque, qui ne manquait pas, en effet, de se produire tout comme avant le commencement de ce traitement incomplet.

» Au bout d'un mois d'insuccès, il se décida enfin à le placer dans une maison de santé ; mais pendant une grande partie de la journée, il ne cessait de rôder autour de l'établissement, interrogeant tous ceux qui sortaient sur l'état de son fils, qui savait ce qui se passait et ne se sentait pas complètement abandonné. Plusieurs semaines se passèrent ainsi, et rien ne changeait ; le père, désolé, voulait renoncer au traitement. Ce ne fut qu'à grand'peine qu'on put lui faire comprendre que jusqu'alors il n'avait pratiqué qu'un *isolement fictif*, que le traitement était par conséquent incomplet et qu'il fallait qu'il s'éloignât pour tout de bon et que son fils ne pût plus douter qu'il était seul, bien seul, et qu'il ne sortirait plus que guéri. C'est ce qui fut fait, et ce qui se passa après, montra bien la valeur thérapeutique de l'isolement dans ces sortes de cas. Au bout de quatre ou cinq jours, les attaques étaient déjà modifiées, moins régulières et moins fortes ; quinze jours après, il n'était plus question d'attaques, puis la zone hystérogène bregmatique disparut, et quand le petit malade partit, un mois environ après le commencement du traitement effectif, il ne restait plus en tout que des traces d'amblyopie. »

Voilà, certes, un cas bien probant.

Et ce cas d'une jeune fille d'Angoulême, de treize à quatorze ans, rapporté par Gilles de La Tourette, n'est-il pas aussi

convaincant, surtout cette réponse faite par la jeune fille
elle-même :

« Tant que papa et maman ne m'ont pas quittée; en d'autres
termes, tant que vous n'avez pas triomphé, — car je savais que
vous vouliez me faire enfermer, — j'ai cru que ma maladie
n'était pas sérieuse, et, comme j'avais horreur de manger, je
ne mangeais pas. Quand j'ai vu que vous étiez le maître, j'ai
eu peur, et, malgré ma répugnance, j'ai essayé de manger, et
cela est venu peu à peu. »

On pourrait se demander quelles sont les raisons qui font
de l'isolement un si bon moyen de guérir les hystériques de
leur affection, afin de pouvoir en appliquer le principe d'une
façon préventive.

L'isolement n'est un procédé supérieur que parce qu'il
unifie toutes les causes influant sur le sujet. Il détruit la
multiplicité des influences et par conséquent toute occasion de
dissociation. Le malade peut à loisir se coordonner, plus rien
ne l'en empêche, il n'a pas à suffire, à faire face à toute une
série de circonstances, de situations, et, par là même, il se
concentre parfaitement sans difficulté.

Comment ferons-nous l'application du procédé au point de
vue prophylactique. En effet, il ne s'agit pas ici de guérir une
hystérie établie, mais d'en prévenir une.

C'est bien une sorte d'isolement qu'il faut établir, car, sans
cela, on vient de voir combien facilement s'altère une personnalité non encore fixe qui ne demande qu'à ne point se
consolider.

Prenons l'enfant vivant de cette vie courante qui est le sort
d'un certain nombre de petites filles.

L'enfant vit au logis un certain temps évidemment, mais elle
en passe beaucoup plus dans des pensions et chez des amies
que chez sa mère. Elle subit toute une série d'autorités, et cela,
dans la même journée; dans ces conditions, elle change de
personnalité très facilement, et cela, dans un laps de temps très
court; elle prend tour à tour celle qui sied le mieux aux
circonstances.

Et pendant que l'enfant commence à ne plus trouver dans le milieu environnant les divers éléments de son moi, la mère ignore quelles pensées l'agitent, quelles peines et douleurs l'accablent, quelles joies lui échoient. En un mot, personne n'est là pour synthétiser cette petite personnalité, qui ne peut se raffermir elle-même ; personne ne connait cette âme, cet esprit ; et lorsque la mère, plus tard, revoit sa fille, elle contemple déjà une petite machine tout organisée dont le mécanisme est pour elle un vrai mystère et restera tel d'ailleurs si elle continue à ne pas se rapprocher entièrement de son enfant.

Forcément, dans ces conditions, toute espèce d'influences agissent à tour de rôle sur l'esprit de l'enfant, qui réagit également tour à tour, de manières différentes, selon les circonstances ; la jeune fille ne pourra donc se constituer et moins encore se maintenir une et bien unifiée.

Nous conclurons donc à la nécessité d'une influence unique sur l'esprit de l'enfant. Or, quelle est celle qui s'impose à la pensée lorsqu'il s'agit de l'éducation d'une jeune fille ? C'est évidemment celle de la mère. Une seule éducatrice, et dans la mesure du possible toujours la même, devra être donnée à l'enfant. Or, pourquoi la petite fille ne garderait-elle pas l'éducatrice que la nature lui a donnée, si la société a mis la mère en mesure de remplir ses devoirs ?

Il faudra donc que la maman garde son enfant suspecte auprès d'elle, qu'elle n'en confie la surveillance à personne, qu'elle ne l'envoie nulle part sans elle.

Ceci établi, quelle attitude devra adopter la mère ? L'éloge d'une rigueur excessive n'est pas à faire ici. La sensibilité raffinée de notre fin de siècle se refuse à juste titre à toute férocité. D'ailleurs, Pinel a dit à ce sujet ce qu'on peut en penser, rappelant les *Caractères* de La Bruyère :

« Il y a, dit La Bruyère, d'étranges pères, et dont la vie ne semble occupée qu'à préparer à leurs enfants des raisons de se consoler de leur mort.

» Les maisons publiques de correction et les établissements consacrés aux aliénés, ne fournissent-ils point sans cesse des exemples propres à servir de commentaire à ce texte? Je ne parle point des leçons ouvertes d'immoralité données dans un âge tendre, car certaines monstruosités sont hors de la règle, et il faut les couvrir d'un voile pour l'honneur de l'esprit humain. Mais combien de fois des reproches amers pour les fautes les plus légères, des duretés exprimées avec le ton de l'emportement, ou même des menaces et des coups, exaspèrent une jeunesse fougueuse, rompent tous les liens du sang, produisent des penchants pervers ou précipitent dans une aliénation déclarée. »

Certainement, une sévérité excessive est réellement nuisible; cependant, il est une opinion très répandue, et qui néanmoins prête à la discussion : on a prétendu que la sévérité était plus nuisible encore qu'une certaine faiblesse. Cela est douteux. Qui n'a observé des cas où des pères, des mères, dont le caractère était incapable de faire la moindre concession, s'attiraient par leur seule rigueur de touchantes attentions de la part de leurs enfants? C'est là probablement une application d'une grande loi psychologique. Le meilleur moyen d'avoir la bienveillance d'une personne n'est pas d'user de bons procédés vis-à-vis d'elle : une affection n'en attire pas une autre; et il est certain que souvent des enfants ont pour les parents froids et indifférents *en apparence,* la plus grande, la plus sincère des affections.

Et comme corollaire, une trop grande faiblesse nuit à l'affection des enfants pour les parents, et nuit également au développement psychique de l'enfant.

Nous avons dit que le malheur est le meilleur bouclier contre la névrose hystérique; donc, quelle que soit l'origine de ces douleurs, leur influence ne saurait être néfaste sur l'esprit des enfants, du moins au point de vue qui nous occupe; au contraire, un laisser-aller trop considérable est très dangereux, et cela pour plusieurs raisons.

La première est toujours cette raison capitale : l'absence de tonicité dans les circonstances ordinaires de la vie et la désagrégation de la personnalité. Inutile d'y revenir.

Une autre est dans la cause la plus fréquente des faiblesses paternelles ou maternelles. Le plus souvent, les parents trop indulgents ne sont point tels par pure bonté d'âme, mais bien plutôt par égoïsme. On ne veut pas se déranger, se donner la peine de réfléchir à propos de ses enfants; on ne veut pas souffrir leurs pleurs, qui fatiguent à la fois les oreilles et la sensiblerie (car ce n'est pas là une véritable sensibilité). L'enfant est ennuyeux avec ses peines, ses chagrins, le tout accompagné de bruyantes démonstrations extérieures, qui, il faut bien l'avouer, troublent un peu la quiétude de l'entourage.

Le père rentre au logis le soir, après une journée de labeur, un peu las, il est vrai; aussi faut-il subir tous les caprices de bébé, afin de ne pas fatiguer le papa pendant son repas et sa veillée.

Maman est d'une santé un peu délicate, dit-elle, et affirme que les tracasseries de ses enfants la fatiguent beaucoup, causant des émotions néfastes à sa petite personne. Lorsqu'ils sont sous ses yeux, elle craint de les voir tuer vingt fois par jour, tant est grande leur turbulence; aussi les éloigne-t-elle sans se demander si, où ils se trouvent, leur vie n'est pas en aussi grand péril.

Par égoïsme pur, pour eux-mêmes, dans leur propre intérêt, certains parents subissent tous les caprices de leurs enfants, effrayés à la pensée des scènes que ceux-ci pourraient leur faire si l'on venait à les contrarier.

Or, il ne faut pas croire que l'enfant méconnaisse le mobile des actions de l'éducateur. Il peut se méprendre une première fois, quelques fois même, mais bientôt il se rend un compte exact de tout ce qui l'entoure; il voit vite que ses parents redoutent le moindre ennui, le moindre changement dans leur vie, et loin d'en remercier sa famille pour la liberté d'allures que lui occasionne cette prétendue indulgence, il perd ce grand attachement que l'on trouve dans ces familles unies où l'autorité paternelle assure à la jeunesse de salutaires entraves aux mauvais penchants.

Ainsi donc, un peu de rigueur n'est point inopportune.

Cependant, il faudrait encore éviter un malentendu. Car les mots, ces simples jetons émis pour traduire le pensée, y prêtent beaucoup.

Que doit-on entendre par rigueur?

J. J..., trente-huit ans, cuisinière, élève ou prétend élever sa fille, âgée de quatorze ans.

Toute la journée ou presque toute la journée, la jeune fille se promène d'une pièce à l'autre, se traînant d'une chaise à l'autre, conservant le plus grand respect pour le désordre qui peut régner autour d'elle. Pour rien au monde, elle ne se donnerait la moindre peine.

Envoyée par sa mère pour faire tel ou tel ouvrage, elle fuit au fond du jardin, sautant sur une jambe, en répétant avec insouciance : « Ma foi! cela m'ennuie. » Il n'est plus question de l'ordre donné, et tout passe ainsi.

Mais voici que tout à coup l'orage éclate. Sa maman vient de découvrir... une assiette déplacée, et, justement irritée maintenant, elle fait une scène à laquelle personne ne s'attendait. Elle malmène l'enfant, la rudoie, la frappe même d'une façon immodérée et déraisonnable pour le plus futile des motifs.

Voilà véritablement une rigueur déplacée et excessive; mais est-ce absolument de la rigueur? en d'autres termes, est-ce une grande sévérité? il serait plus juste d'y voir un caprice de femme nerveuse. Or, c'est là un point capital, l'éducation ne veut point de caprices, mais un juste équilibre dans les procédés.

Jamais d'inégalités, si l'on n'en veut créer la psychicité de l'enfant; on sait déjà que ces inégalités accentuent telle ou telle portion de l'être mental chez l'enfant et développent par conséquent l'une d'elles aux dépens des autres. Tel est le grand danger.

Maintenant, les termes sévérité et rigueur n'éveilleront plus dans l'esprit d'idées peu distinctes; on sait ce qu'il faut entendre par là, et l'on peut dire, sans être considéré comme des torsionnaires d'enfants, qu'une sévérité bien comprise, intelligente, égale et sans caprice, est encore le meilleur, on peut même dire le seul moyen d'assurer la synthèse des divers éléments du moi chez l'enfant.

Point de faiblesses, qui ne sont que de véritables défaillances et un moyen comme un autre de manquer aux devoirs que le rôle d'éducateur impose aux parents envers les enfants.

Ce n'est pas à dire que l'on doive bannir toute indulgence; faut-il que la route à parcourir ne soit pas trop abrupte pour les faibles petites jambes de l'enfant. L'insuffisance nerveuse ou générale même peut être le résultat de procédés trop durs vis-à-vis de l'enfant, mais rarement l'hystérie proprement dite, en dépit de l'opinion de Briquet, qui a dit:

« Une éducation bien comprise et bien dirigée épargne aux enfants beaucoup de souffrances.

» Malheureusement, peu de parents savent élever leurs enfants. Ils sont trop durs ou trop doux. *Les enfants qui sont maltraités, qui ont peur de leurs parents, qui se sentent malheureux, deviennent souvent hystériques.* »

C'est là une opinion qu'il est permis de ne point partager.

En un mot, une enfant malheureuse, élevée par une mère peu affectueuse en apparence qui se montre trop dure pour sa fille, est moins exposée, à notre avis, qu'une jeune fille à qui « les parents accordent tout, parce qu'ils ne peuvent la voir souffrir ni pleurer ».

Il est presque inutile de prévenir la mère contre la foule de causes auxquelles une hystérique peut être redevable de son affection.

Elle évitera chez sa fille les explosions de colère trop violentes.

Une colère est déjà une perte de conscience momentanée, et la personne qui, maintenant, prend un vase précieux et le brise dans un moment d'emportement, n'est déjà plus celle qui, tout à l'heure, déplorera sa violence.

« Les emportements répétés de colère, nous dit Pinel, sont toujours nuisibles au jugement, dont ils empêchent le libre

exercice, et une irascibilité extrême est quelquefois le prélude
de l'aliénation ou dispose puissamment à la contracter; elle est
à craindre pour les femmes, surtout dans leurs périodes et à
la suite de couches. Si on en contracte l'habitude, elle peut
finir, pour les mélancoliques, par un délire furieux ou un état
de stupeur et de démence. »

Sans aller aussi loin, on peut admettre que de violents accès
de colère produisent des analyses de la personnalité, lesquelles
peuvent sans difficulté, comme tout état maladif, passer de
l'état aigu à l'état chronique.

D'ailleurs, rien de plus grotesque et de plus lamentable que
cet abandon que l'on fait de soi-même dans les cas de ce genre.

« Il sera toujours digne d'éloges, continue Pinel, de ne point
démentir son caractère et de conserver une égalité d'âme dans
la prospérité comme dans le revers; mais ce conseil de la
sagesse, si souvent embelli des charmes de la poésie, acquiert
un nouveau poids par l'idée des maux physiques, surtout de
l'égarement de la raison, que peut entraîner son oubli, et ce
n'est pas là le seul exemple de l'appui que la médecine prête
à la morale. Les mélancoliques sont, surtout, sujets à porter à
l'excès le sentiment de leurs pensées. »

Cette dernière phrase résume, pour ainsi dire, toute la conduite à tenir. Il faudra, autant que possible, *niveler* toutes les
exagérations, quel que soit le point sur lequel elles portent.

D'ailleurs, quelle est la cause première de toute exagération?
C'est la sensibilité ou, du moins, ce que les femmes veulent
bien appeler ainsi, car, à la vérité, ce n'est là qu'un état nerveux, un réflexe permanent qui se manifeste à la moindre
occasion, émotion purement physique, en un mot.

C'est contre cet état que l'éducation doit lutter.

Dans la première enfance, pas d'histoires larmoyantes, sen-
sationnelles, comme l'on dit; pas de peines illusoires au sujet
de faits et de personnages qui n'ont jamais existé.

Plus tard, il faut faire fi des plaintes que les petites filles
portent à leurs mères sur leurs petites camarades, ne pas en
tenir compte, et non seulement ne présenter d'observations à

personne à ce sujet, mais, encore, ne point caresser l'enfant en cette circonstance en manière de consolation.

C'est là le commencement de la vie. Pourquoi lui enlever ses réalités? Ne reviendront-elles pas, ultérieurement, plus terribles et plus poignantes encore?

Enfin, il faut éviter, de quelque façon que cela soit, toutes ces émotions plus ou moins motivées qui assaillent les jeunes filles; émotions parfois insignifiantes, mais dont beaucoup de femmes font leur unique préoccupation.

En un mot, empêcher que la femme ne soit une sorte de machine à réflexes et tâcher d'en faire un être intellectuel et pensant : voilà le rôle de la mère.

On craindra, peut-être, de supprimer ainsi un des charmes principaux de la femme en proposant de détruire cette sensibilité, contre laquelle on peut, à notre avis, s'élever à bon droit.

Il n'en est rien, car la sensibilité dont il s'agit n'en est pas une véritablement. Ce n'est qu'une apparence, une copie infidèle. Car si l'on observe les cas où les circonstances ont permis à la femme de la fouler aux pieds, que reste-t-il? Rien, une dureté surprenante qui touche à la férocité.

Qui n'a vu, dans le cours de son existence, ces vieilles filles qui réunissent tout ce que l'humanité a de plus repoussant, l'avarice, l'égoïsme, avoir des émotions vraiment comiques à l'adresse d'un chien, d'un chat, voire même d'un singe, d'un animal quelconque, en un mot, tandis que petits-neveux, petites-nièces, tout l'entourage, souffrent de douleurs autrement poignantes.

« Quel cœur faut-il avoir, vraiment, pour laisser ainsi souffrir un pauvre animal! »

Cela s'explique fort bien, si l'on songe qu'il ne s'agit pas alors d'une sensibilité intellectuelle résultant de l'idée que l'on se fait de la douleur ressentie par autrui. Ce n'est pas, en un mot, la peine d'autrui qui émeut la femme, à proprement parler, ce sont les plaintes et les cris qui impressionnent très vivement son sens acoustique; mais, comme toujours, l'opération cérébrale étant inachevée, elle n'aboutit pas à une impression vraiment intellectuelle.

Que l'impression nerveuse produite par l'audition des cris et des lamentations soit dominée, tout disparaît.

Donc, c'est une fausse sensibilité, c'est un leurre, et si l'on arrive à détruire cette illusion pour y substituer, par une bonne éducation, une intelligente pitié des souffrances des autres, le mal ne sera pas grand, il est permis de le penser. Or, il est certain qu'un être intelligent et qui n'est pas affligé d'une méchanceté spéciale et particulière, sera toujours accessible à la pitié et à la bonté, toutes deux amenées, bien entendu, par la réflexion et la pensée.

Un travers en moins, une qualité en plus, tel sera en somme le résultat.

A ce point de vue, les procédés employés sont vraiment malheureux; le plus souvent, on cultive avec amour et vanité une sensibilité nerveuse excessive, que l'on éveille à tort et à travers, à propos du Petit Poucet, de la Belle au Bois dormant, dans des circonstances, enfin, où l'on devrait l'éviter, et cela à tout prix.

Donc, ne jamais accentuer dans ce sens; un grand danger menace de ce côté.

# CHAPITRE IX

Il a été démontré plus haut qu'un défaut capital chez l'hystérique est l'absence d'attention, que cette incapacité de fixer toutes ses facultés sur un seul ordre d'idées est un des principaux signes de la grande névrose; il est donc permis de supposer qu'un soin particulier donné au développement de l'attention volontaire serait un excellent procédé pour opposer résistance à l'évolution de l'hystérie.

En somme, l'attention n'est qu'une aptitude à condenser toutes ses facultés, et plus souvent l'occasion s'en présentera, moins aisément se fera la scission des différentes parties de l'individu.

Il est facile de conclure par là à la nécessité de toute une éducation de l'attention.

Comment doit-on procéder ?

Doit-on sur le coup et dès le premier abord condamner les enfants à une assiduité trop grande? Loin de là.

Que chacun de nous mesure en toute conscience la grandeur de sa faculté d'attention, et on verra à combien d'indulgence les enfants ont droit de notre part. Aussi doit-on aller progressivement, sans que l'enfant puisse se douter seulement de l'effort qu'il fait à ces moments-là. On amène un jour cinq minutes d'attention, mais de véritable attention; huit jours après, on en exige dix minutes, puis un quart d'heure; et ainsi de suite, peu à peu, insensiblement, de façon à donner au sujet la puissance de penser quand il lui plaît, où il lui plaît, et à ce qui lui plaît. Ce résultat est difficile à obtenir, surtout lorsqu'il s'agit de femmes, et avant d'en arriver là, que d'écueils à éviter ! Il faut veiller d'abord à ce que la psychicité de la jeune fille ne succombe pas; toutefois, cela arrive rarement, car on voit peu d'enfants faire du surmenage; ils n'en sont pas capables, et si l'effort devient trop considérable pour leur cerveau, ils s'y soustraient le plus simplement du monde.

Il peut donc arriver, si l'on exige trop d'un enfant, que l'on n'en obtienne rien; d'où l'on conclut qu'il ne faut aller qu'avec beaucoup de mesure, sous peine de voir échouer tous les efforts.

Chez les petites filles, la manière de fixer l'attention sera l'objet de précautions très délicates, car la tâche est vraiment difficile. On croit trop souvent une jeune fille bien occupée, parce qu'elle tourne et retourne entre ses doigts un ouvrage de broderie ou de crochet. Il faut se défier de ces prétendues occupations, car ce sont là d'excellents moyens pour rêver sans être importunée par l'entourage. On paraît exécuter un travail, en réalité on pense à toute autre chose. Souvent même le danger est plus grand encore : on ne pense pas du tout, si cela est possible; les doigts s'agitent, mais tout s'arrête là. Est-on contrariée, vite on prend son ouvrage, et l'on peut à loisir ruminer sa mauvaise humeur.

Il faut bannir, par conséquent, tous ces longs ouvrages manuels, qui ne sont que de bonnes occasions, de bons prétextes pour ne point travailler et pour rêver tout à l'aise.

Ce n'est pas à dire que l'on doive interdire aux jeunes filles les ouvrages que l'on est convenu d'appeler : ouvrages de dames; certes non. Mais on devra toujours se préoccuper d'un fait : c'est que le travail entrepris demande un effort d'intelligence suffisant pour fixer la pensée. Il faut que l'attention soit exercée; c'est là une condition essentielle. Pour cela, pas d'ouvrages de longue haleine; enfin, c'est là une question de tact, de jugement et d'à-propos, on mesurera les travaux manuels au caractère de l'enfant, à ses aptitudes, et encore aux circonstances.

Les occupations qui peuvent suffire à la psychicité d'une jeune fille de la campagne, peuvent être insuffisantes pour une femme de la ville vivant déjà dans un milieu intellectuel. Pour elle, il faudra autre chose que les soucis courants de la vie, car souvent elle aura la bonne fortune d'en voir retomber la charge sur quelque autre personne de la maison. .

C'est alors qu'on devra songer sérieusement au genre d'instruction le mieux approprié. On devra, dans la mesure du possible, développer un jeu puissant d'idées, multiplier les occasions de penser avec intensité, toujours de façon à synthétiser le sujet. Or, il est une étude qui remplira parfaitement le but proposé, c'est celle de mathématiques, car les sciences mathématiques siéront aux femmes pour plusieurs raisons.

D'abord, elles seront une excellente gymnastique pour l'esprit neuf et peu cultivé de la femme. Elles tiennent un heureux intermédiaire entre les sciences naturelles, toujours si concrètes, et les hautes spéculations philosophiques, dont l'abstraction constitue une certaine aridité pour l'esprit féminin ; les mathématiques accoutumeront la femme à tous les contours et les détours d'un raisonnement qui, cependant, ne perd jamais de sa rigueur et de son impeccabilité. Là, les femmes apprendront non plus à photographier une idée, une opinion, comme elles le font trop souvent, mais à se donner la peine d'y penser, et d'en saisir autre chose qu'un à peu près.

Enfin, elles apprendront encore ainsi cette grande opération de l'esprit qui a nom la *synthèse,* et dont l'habitude est déjà un puissant moyen de se synthétiser soi-même.

Qui ne peut réunir quelques idées ensemble pour en tirer une conclusion, n'est pas capable de rappeler à lui tous les éléments de son *moi* pour en tirer cette fameuse et importante conclusion qui est sa propre personnalité.

Ainsi, il sera bon d'habituer les petites filles de très bonne heure à l'étude des mathématiques, en particulier de la géométrie.

La géométrie est excellente pour accoutumer les enfants à soutenir leur attention.

On enseigne ordinairement aux jeunes filles la littérature, les langues étrangères, etc.; ce sont là, à coup sûr, de fort jolies études, qui siéent admirablement aux facultés naturelles de la femme; mais elles ne développent rien de nouveau chez elle, elles ne cultivent pas en particulier ce don d'attention si nécessaire à l'être psychique.

Les mathématiques, au contraire, sont excellentes à ce point de vue là. Car, en littérature, en histoire, en géographie, une attention intermittente est permise et peut aisément se racheter : en mathématiques, il n'en est rien; si l'enfant néglige de penser sérieusement à la proposition que lui explique son maître, toute la suite devient inutile et perdue pour lui, car il n'est, par conséquent, plus apte à la comprendre.

C'est donc un effort constant, infatigable, que demande l'étude des mathématiques, et c'est pourquoi il faut recourir à cette excellente gymnastique pour tâcher de développer chez la femme des facultés qui ont grand besoin d'évoluer pour sauvegarder toute la personnalité psychique.

Pour en arriver là, il faudra au début faire de courtes, mais fréquentes séances d'études mathématiques, afin de fournir à la jeune fille de nombreuses occasions de penser fortement et complètement. Si l'on parvient ainsi à obtenir une pleine et entière attention de la part de l'enfant (le moyen de contrôle est facile en mathématiques), on aura fait un grand pas dans la voie de cette synthèse, qui doit être le principal objet de préoccupation pour l'éducateur.

# CHAPITRE X

Il a été supposé jusqu'à présent que l'enfant trouve au logis tous les moyens de modifier sa personne dans ce qu'elle a de défectueux. Malheureusement, il n'en est pas toujours ainsi. Telle petite fille, enfant d'une mère fortement tarée de névropathie, sera difficilement élevée dans sa maison. En effet, c'est là d'abord une enfant en laquelle on doit avoir fort peu confiance, l'hérédité menaçante lui promettant un triste avenir; en outre, comment une femme déjà mal équilibrée à cause de sa névrose, une femme qui n'a pu maintenir sa propre personnalité, pourrait-elle s'acquitter d'une tâche aussi délicatement difficile qu'une réforme dans l'éducation? Car il ne s'agit pas seulement ici d'une simple éducation à faire, mais de petites modifications constantes à apporter dans un état mental qui, conservé dans son intégrité, amènerait certainement des troubles assez graves. Il faut donc chercher un moyen pour améliorer cette situation, et le meilleur sera d'enlever l'enfant à sa mère, dont l'influence serait, à coup sûr, très nuisible en cette occurrence.

Les enfants de tuberculeux sont maintenant l'objet de soins particuliers; pourquoi n'en serait-il pas de même pour les enfants d'hystériques? Ils ne sont pas une quantité négligeable, certes, car ils sont loin d'être en minorité.

On ne voit pas pourquoi on ne créerait pas des établissements spéciaux, pourvus de toutes les conditions d'hygiène, où les petites filles seraient élevées avec d'infinies précautions : celles qui viennent d'être expliquées plus haut.

Dans cette circonstance, comme dans le milieu familial, on pratiquera avec succès l'unité d'influence, c'est-à-dire qu'on devra confier l'enfant à une seule et même personne, qui jouera le rôle jadis assigné à la mère insuffisante ici.

D'ailleurs, pour les mêmes raisons, les précautions recommandées à la famille le sont encore à celle qui la remplace.

Quant au choix de ces éducatrices, il devra être fait judicieusement parmi les personnes les mieux équilibrées et les mieux éduquées, surtout au point de vue qui nous occupe.

On pourra alléguer les difficultés nombreuses que l'on rencontrera forcément dans ce choix, car on se préoccupe peu en général d'assurer une salutaire solidité à l'esprit des femmes; mais, quel que soit le but que l'on veuille atteindre, il faut toujours un début, et ce début ne vient rassurer sur l'avenir qu'au prix de grands efforts et d'une grande bonne volonté. Donc, il ne faudra pas renoncer à découvrir des éducatrices fortes et aptes à remplir leur tâche, car si, pour l'instant, et grâce à la négligence sociale, elles ne sont pas en majorité, il en est cependant quelques-unes qui pourraient servir de point de départ à une si belle entreprise.

Dans cette éducation en dehors de la famille, éviter les trop fréquents rapprochements entre ces enfants qui ont besoin de soins spéciaux et d'être soustraits à toute influence imprévue, doit être un grand souci; car, sans cela, le sacrifice que les parents feraient en se séparant de leurs enfants deviendrait absolument superflu.

# CHAPITRE XI

______

En somme, tout peut se résumer très exactement en un
mot : la volonté.

En effet, qu'est-ce que ne point s'abandonner à une colère
lorsqu'il en prend fantaisie, sinon faire acte de volonté?

Qu'est-ce que porter une attention soutenue sur un point
déterminé à un moment voulu?

Qu'est-ce que dissimuler une contrariété futile, il est vrai,
mais ayant fortement retenti sur le système nerveux?

Tout cela, c'est éduquer sa volonté.

Pageot, dans son ouvrage sur l'*Éducation de la volonté*, a
fort bien montré par quelles progressions on peut arriver à un
bon résultat. Mais il s'illusionne peut-être un peu en songeant que le sujet peut lui-même et tout seul accomplir cette
pénible tâche. Il est permis d'en douter, car, vraiment, c'est
déjà faire acte de volonté que de se réformer soi-même ainsi;
or, si l'hystérique était capable d'un tel effort, elle ne serait
point ce qu'elle est et n'aurait nul besoin de modification.

Les belles considérations de M. Pageot ne peuvent guère
s'appliquer qu'à des sujets très normaux et qui n'ont, par
conséquent, aucun besoin de telles conceptions philosophiques
pour modifier leur personnalité.

Que les principes de M. Pageot soient appliqués par un
intermédiaire sur un sujet quelconque, le résultat ne se fera
pas attendre longtemps.

Ainsi donc, le point capital ici est de faire peu à peu et insensiblement l'éducation de la volonté, et, pour ce faire, le mieux est de créer à l'enfant des occasions de remporter des victoires sur elle-même ; car jamais la volonté ne s'exerce plus efficacement que dans les luttes contre soi-même.

C'est par la volonté que l'on parviendra à ne faire de concessions ni à sa sensibilité, ni à sa colère, ni à son inattention, toutes dispositions ennemies de la synthèse mentale.

Comme le dit M. Ribot dans les *Maladies de la volonté,* la volonté ce n'est pas un produit naturel, c'est le résultat de l'art, de l'éducation, de l'expérience; c'est un édifice construit lentement, pièce à pièce. L'observation objective et subjective montre qu *chaque forme de l'activité volontaire est le fruit d'une conquête. . . . . . . . . . . . . . . . . . . . . . . . . . .*

Rien de complexe ne s'acquiert d'emblée.

Mais il est bien clair que dans l'édifice ainsi construit peu à peu les matériaux primitifs sont seuls stables, et qu'à mesure que la complexité augmente, la stabilité décroît.

Voilà qui délimite fort bien le rôle de l'éducation : savoir saisir à propos tous les éléments de cette volonté pour les réunir pièce à pièce; obtenir que cette conquête de l'activité volontaire se fasse insensiblement au détriment de cette instabilité psychique qui est la véritable perte des hystériques.

Enfin, il est une question sur laquelle se porteront tous les soins de l'éducateur. C'est de mettre un terme à toutes les hésitations auxquelles beaucoup de petites filles sont sujettes dans les différentes circonstances de la vie : elles ne savent pas se décider. Cette aboulie dangereuse doit être détruite autant que possible; on précipitera leurs décisions toutes les fois qu'on le pourra : on ne doit point chercher à excuser ce travers en disant que la largeur des vues retarde chez elles l'exécution. Cela ne peut être, car leur âge et leur petite expérience interdisent une telle appréciation.

En un mot, arriver à donner aux jeunes filles des idées précises, suivies rapidement, bien qu'après une réflexion suffisante, d'une exécution logique et bien comprise : tel est le but.

Il faudrait ne plus assister à des scènes bizarres dont on est si souvent témoin, entre autres celle-ci :

Sur une place publique, un mylord passe sur le corps d'un tout jeune enfant (4 à 5 ans environ). La mère, présente, prend son fils dans ses bras et pleure, poussant une série d'exclamations, sans jamais se décider à entrer nulle part afin de s'assurer de l'état de son enfant. Elle est restée ainsi pleurant et gémissant une demi-heure environ et y serait demeurée plus longtemps encore fort probablement, si son mari, survenu à ce moment, ne l'avait entraînée pour chercher du secours.

Ce fait n'est pas unique, mais, au contraire, fréquent et habituel.

On devrait changer cet état de choses par une éducation bien appropriée.

Cette question de la volonté demanderait à coup sûr de plus longs détails ; mais, vraiment, nous ne pouvons ici lui consacrer plus de temps. Un jour peut-être la reprendrons-nous et ferons-nous notre possible pour lui donner l'ampleur qu'elle demande, surtout dans ses rapports avec l'hystérie.

# MUSIQUE

Il a été réservé pour un chapitre spécial une discussion qui présente un grand intérêt, surtout à l'époque actuelle, où chacun « musique » plus ou moins, mais « musique », à coup sûr.

Il s'agit de l'influence que peut avoir la musique sur le développement de l'hystérie.

A un point de vue très général, la question est déjà bien ancienne.

« Or, toutes les fois que l'esprit malin se saisissait de Saül, David prenait sa harpe et en jouait, et Saül était soulagé, car l'esprit malin se retirait de lui. » (*Livre des Rois*, chap. XVI.)

Chez les Grecs, la musique était d'un usage courant.

Voyons ce qu'en dit Ribot dans la *Psychologie des sentiments :*

« On connaît son rôle chez les Grecs, surtout les Doriens ; son importance pour les philosophes, qui, comme Platon, veulent réformer ou construire la société. A deux autres bouts du monde, chez des peuples absolument différents, on trouve : en Chine, 2,000 ans avant notre ère, un ministère de la musique, dont l'importance est sans cesse exaltée par leurs philosophes ; au Mexique, une Académie officielle de musique qui la gouverne, ainsi que la poésie. Elle est donc considérée comme ayant, avant tout, une utilité sociale. »

Ferrari, dans son fascicule sur la *Faculté musicale,* renseigne d'une façon plus médicale :

« Pour les anciens, la musique était une *incantation des maladies.* Esculape s'en servait dans beaucoup de cas, et Galien l'appliquait contre la morsure des serpents. Les Patagons n'ont connu, pendant longtemps, d'autre médecine que la musique et le chant.

» Arrivant à des temps plus rapprochés de nous, nous trouvons que Philippe V, d'Espagne, fut guéri d'une maladie mentale au moyen de doux accords musicaux... Le Dr Raffaelli a annoncé la guérison extraordinaire de convulsions cloniques par la musique. Lichtenthal et Porta, prescrivant des mélodies déterminées, se servaient de violons construits avec du bois officinal, comme le peuplier et l'ellébore, qui devaient guérir la fièvre et l'ascite...

» Ewing, Hunterol, Helensbourg, ont obtenu, dans beaucoup de cas, des effets analgésiques, et Blactemasas des effets antipyrétiques très marqués. »

Il n'est pas étonnant que l'on utilise l'influence de la musique depuis si longtemps. Il est certain qu'il doit y avoir beaucoup à reprendre à ce sujet, car on ne voit pas trop comment un instrument en bois officinal pouvait, par les sons qu'on en tirait, guérir des affections telles que la fièvre et l'ascite.

Néanmoins, il faut bien croire à une part de vérité, et on y croira plus aisément, si l'on veut se donner la peine de penser à l'influence considérable que doit avoir la musique sur un sujet quelconque.

Recueillons, encore une fois, l'opinion de Ribot :

« Quel est le plus émouvant de tous les arts? La musique. Nul doute possible sur la réponse, élimination faite de ceux qui sont réfractaires à son action et qui doivent être récusés. Aucun art n'a une puissance de pénétration plus profonde, aucun ne peut traduire des nuances, si ténues de sentiments, qu'elles échappent à tout autre mode d'expression; ceci est admis à l'unanimité. »

Cependant, tout le monde ne réagit pas de la même façon

à la musique. Il y a, à ce sujet, une série d'états très variables.

Les uns font disparaître de violentes céphalées par des séances musicales.

D'autres ressentent des émotions presque douloureuses à l'occasion de la musique, émotions allant jusqu'à l'horripilation, jusqu'aux larmes, avec une sorte d'angoisse concomitante vraiment pénible.

Nous connaissons une jeune fille qui, après avoir assisté à une représentation théâtrale, voulut, le lendemain, exécuter au piano une partie très émouvante de l'opéra; immédiatement, dès les premiers accords, une sensation d'horripilation avec transpiration dans la région dorsale s'est produite, au grand étonnement du sujet lui-même.

M. le professeur Régis nous citait le cas d'un homme d'un esprit des plus cultivés, dont la fille, très bonne musicienne, ne pouvait commencer à chanter sans que le père ne versât des larmes abondantes.

A côté de ces individus s'en trouvent d'autres auxquels l'émotion musicale est inconnue; ils sont calmes, placides et peuvent entendre les airs les plus émouvants, la musique la plus pathétique, sans en ressentir la moindre impression.

Dans ces deux cas extrêmes, la musique sera bien peu utilisable : en premier lieu, elle n'est pas maniable par excès d'influence; en second lieu, elle est une peine inutile.

M. Dauriac, en commun avec le colonel de Rochas, a fait des expériences qui mettent bien en évidence l'action de la musique.

En effet, d'après ces expériences, un sujet mis à l'état d'hypnose traduit les émotions musicales par des expressions de physionomie, gestes et mouvements coordonnés.

Ces expériences furent faites sur des phrases musicales inconnues du sujet, improvisées, pour la plupart.

Il est arrivé à M. Dauriac, et à plusieurs reprises, de varier brusquement la mélodie, le rythme, le mouvement, le mode, la phrase, et de noter qu'à chacune de ces variations d'air, la source de l'excitation correspondait à un changement d'attitude. Ce n'est pas tout encore.

Non seulement les mouvements varient quand la mélodie change, mais pendant que la mélodie évolue, les attitudes se développent, se traduisent par des mouvements rythmés.

Enfin, dans la mesure où il est permis de définir une attitude, d'en découvrir les dessous cachés, la signification psychologique, d'indiquer l'état intérieur dont cette attitude est la traduction spéciale, M. Dauriac a plusieurs fois constaté à quel point *l'attitude du sujet correspondait à la nature de l'émotion dégagée par la mélodie.*

Puisque l'action est si considérable sur un sujet à l'état d'hypnose, on peut en conclure qu'elle est très accentuée chez le sujet à l'état de veille.

Mais, chez le sujet éveillé, cette influence se manifeste de façons très différentes.

Il en est qui subissent de la part de la musique une sorte d'excitation conduisant à une griserie très analogue à celle que produit l'alcool pris en excès. Ceci peut s'appliquer très aisément, si l'on songe à l'action physiologique de la musique en particulier sur le système nerveux et, par contre-coup, sur la circulation.

On cite des personnes d'impressionnabilité spéciale qui sortent de l'audition d'un opéra dans un état nerveux qui pourrait être pris pour une véritable intoxication.

D'autres ressentent à l'audition de la musique, même la plus gaie, la plus entraînante, une véritable mélancolie, sorte de tristesse irraisonnée contre laquelle elles ne peuvent se défendre.

Il est un autre élément qui peut faire varier encore toutes ces émotions : l'instrument.

En effet, qui de nous n'a été appelé à entendre la même œuvre musicale successivement sur des instruments différents? Et quelle différence d'ébranlement pour le système nerveux.

Le piano est bien moins agitant que le violon, par exemple,

et cela est dû à la vibration de la corde que l'on saisit directement dans le violon avant qu'elle ait été modifiée par les modifications compliquées qui ont conduit au piano. Aussi est-il
permis de penser que les instruments du même genre que le
violon sont beaucoup plus dangereux pour le système nerveux
que ceux qui, à l'exemple du piano, sonnent le bois, quelque
talent que l'on apporte à leur usage, et dans lesquels les vibra-
tions sont atténuées par des procédés particuliers.

« Elle n'agit pas par des influences occultes, mystérieuses, spi-
rituelles ; elle agit physiquement, elle est un cas de médecine
vibratoire. » (Ribot, *Psychologie des sentiments.*)

Pour plus de clarté, il faut maintenant examiner le sujet
sous deux aspects : auditeur et exécutant.

En effet, cela est tout différent, car, chez l'exécutant, une
foule d'autres influences viennent s'ajouter à celles de l'auditeur et modifier ainsi la psychicité.

Considérons d'abord l'auditeur simple.

S'il s'agit d'une pure audition musicale dépourvue de tout
autre accessoire, on trouve peu de sujets qui y soient vraiment sensibles, car l'émotion musicale demande une certaine
éducation, sans laquelle, pour beaucoup de gens, « la musique
n'est qu'un bruit ; » c'est d'ailleurs là une expression que nous
empruntons à une personne qui a consenti à nous livrer ses
impressions.

M. Dauriac a bien dit : « Les consonances ou dissonances rela-
tives, composées de tierces majeures ou de tierces mineures,
font sur l'organisme des effets agréables ou pénibles, indépen-
damment de toute impression ou de tout jugement esthétique. »
Mais cela est exact jusqu'à un certain point.

Qu'avec une idée préconçue un individu écoute une tierce
majeure ou mineure et qu'il ressente de cette audition une
impression agréable, cela est fort possible, mais ne peut
durer longtemps ; en un mot, nous ne pouvons espérer provoquer ainsi une émotion musicale : il faut autre chose et autre
chose de plus complexe.

Néanmoins, parmi les profanes de la musique, il en est

ehez qui l'audition des sons musicaux eux-mêmes, sans aucune éducation préparatoire, produit une impression agréable. Il est des gens qui, d'instinct, apprécieront un nocturne de Chopin ou une sonate de Beethoven uniquement parce que leur organisation psychique leur permet de lire, à travers toutes les réflexions musicales de l'auteur, son état d'esprit lorsqu'il a composé l'œuvre dont il est question.

Qu'est-ce, en somme, que comprendre un morceau de musique? C'est entrer dans une sorte de conversation faite de sentiments. traduits en sons; c'est entrer en communion, en un mot, avec l'auteur. En dehors de cela, on se fourvoie, on remanie pour ainsi dire ce que l'on exécute; mais, à coup sûr, on interprète mal, on compose presque à nouveau.

Maintenant, on ne peut affirmer que tous les individus soumis à une audition musicale subissent cette impression essentiellement faite de compréhension et de réflexion et ne réagissent que par elle. Il n'en est rien. Même, si l'on voulait trouver les différentes causes d'émotion chez les différents sujets, serait-on fort embarrassé. De trop nombreux motifs interviendraient forcément. Ainsi, pour ne citer qu'un exemple, il est une jeune fille qui ne peut entendre un air quelconque, même gai et jovial, sur un orgue de Barbarie, sans être saisie d'une émotion véritablement intense.

Une autre jeune fille se plaint de langueurs d'estomac à l'audition de l'orgue de Barbarie : « Ça donne mal d'estomac, » dit-elle, sur un ton alangui.

Dans les deux cas, le timbre du son joue un grand rôle, et rechercher toutes les autres conditions de variabilité de l'émotion serait vraiment une tâche par trop considérable.

Quoi qu'il en soit, on peut conclure que, sur ce point comme sur tant d'autres, d'ailleurs, on trouve toutes les situations possibles, depuis le sujet absolument calme et froid, qui ne voit dans la musique qu'un moyen de s'agiter en cadence, jusqu'à celui qui ne peut entendre les accents particuliers d'un orgue de Barbarie sans verser des larmes involontaires.

L'humanité n'a cependant pas trouvé ces émotions suffisantes, et a créé un genre complexe, qui a nom opéra et qui cesse d'être de la musique pure. Aussi, la question devient-elle plus compliquée.

Il faut alors tenir compte des émotions provenant de la scène et des impressions provenant de la salle de spectacle.

En effet, à l'audition musicale viennent s'ajouter une foule d'impressions visuelles, dramatiques au plus haut point, surtout pour le grand-opéra; tout concourt donc à émouvoir l'auditeur, qui est en même temps spectateur, et quel spectateur! On sait combien tout est grossi sur la scène, combien l'expression des sentiments est exagérée, calculée, mesurée et volontairement revêtue et rehaussée d'artificiel. Je ne sais quel critique littéraire disait que l'excès de naturel et de vraisemblable paraissait invraisemblable et déplaisant sur la scène. De là cette traduction générale hyperbolique.

L'imagination des jeunes filles peut ainsi se trouver complètement faussée; leur système nerveux s'accoutume à ces manières de traduire les pensées et les sentiments, et une juste notion des choses de la vie ne peut se fixer dans leur esprit.

Cela est si vrai, que beaucoup de gens ne retiennent dans un opéra que le seul *libretto;* ils le racontent ensuite à tout le monde sans jamais songer à parler de la musique qui accompagnait les paroles. Même chez les initiés, un chant d'opéra est incomplet sans la mise en scène : « Là, nous disait un amateur de musique, tout en chantant un air de l'*Africaine,* il faut la mise en scène pour bien faire. »

A toutes ces émotions, vient s'ajouter l'impression que produit la salle de spectacle sur un assistant un peu nerveux.

Ici, la foule plus ou moins grande, la condensation des personnages, l'heure à laquelle ont habituellement lieu les représentations, tout est fait pour amener cette émotion nerveuse si fréquente chez les jeunes filles.

Donc, une conclusion s'impose : que le théâtre ne peut être considéré comme un moyen de juger l'action de la musique, car trop d'influences viennent se joindre à celle de la musique, sans qu'il soit possible de délimiter le rôle de chacune d'elles séparément.

Que penser, après cela, de la musique comme agent thérapeutique?

Il est permis de croire que le concert seul peut être utilisé sans danger aucun pour l'évolution normale du système nerveux des jeunes filles.

Le plus souvent, l'impression ainsi produite est suffisante pour éveiller l'esprit des hystériques et pour aider à la fixation de cette attention toujours si fugace chez elles. D'un autre côté, l'émotion ne sera pas assez forte pour produire ces excitations des nerfs et de l'esprit vraiment bien dangereuses.

Il en est chez qui une simple séance musicale un peu longue amène une excitation cérébrale suffisante pour troubler le sommeil la nuit suivante.

Dans ces cas-là, il faudra faire une grande attention, afin d'éviter ces excitations toujours nuisibles à un système nerveux délicat.

Aussi, est-il presque inutile de dire combien l'habitude de conduire les jeunes filles au théâtre est funeste à leur développement. La veillée en elle-même, tout cet ensemble que nous avons tâché de mettre en évidence, ébranlent le système nerveux, qui ne peut résister à de pareils assauts. Par conséquent, point ou peu de théâtre aux enfants jusqu'à évolution complète de leur personne psychique et physique; elles ont le temps d'user ainsi leur énergie; mieux vaut la garder pour de meilleures occasions et la réserver pour les nombreuses circonstances où la dépense nerveuse est fatale et inévitable.

Jusqu'à présent, il s'est agi seulement de musique passive, si l'on peut s'exprimer ainsi; mais il nous reste à considérer le cas où le sujet y joue un rôle actif, c'est-à-dire le cas où lui-même est exécutant.

Ce point de vue est d'autant plus intéressant que, dans

toutes les familles, on considère maintenant la musique comme une partie essentielle de l'éducation des jeunes filles, et il reste à déterminer si oui ou non cette coutume est défavorable au bon développement de l'enfant.

Ici encore, il faudrait diviser la question; examiner d'abord l'exécution de travail, l'étude en un mot, et l'exécution de parade ou encore les petites matinées musicales dont les petites filles sont beaucoup trop souvent les héroïnes. Dans le premier cas, peu d'inconvénient, en somme, pas du tout même; presque seule la fatigue musculaire, sur le compte de laquelle on peut mettre des réflexions du genre de celle-ci : « J'ai fait six et sept heures de musique par jour, aussi cela m'a attaqué le système nerveux. » Peut-être y a-t-il exagération, comme cela arrive si souvent chez les hystériques, qui finissent par se convaincre elles-mêmes de la réalité de leurs rêveries. D'autre part, nous avons vu des cas de jeunes filles ayant beaucoup travaillé la musique et qui n'en ont jamais retiré aucun désagrément, aucun ennui.

Dans ce genre d'exécution, la fatigue psychique et cérébrale est à peu près nulle. Pendant que la petite fille répète une gamme ou un exercice quinze ou vingt fois sans interruption, la pensée peut aller loin et aucune excitation nerveuse ne peut venir troubler le calme de l'enfant, car c'est là un travail machinal, et la musique ainsi obtenue ne peut provoquer d'émotion chez personne.

Si nous considérons maintenant le cas où la petite fille exécute un morceau de musique spécialement appris dans ce but, il en est tout autrement.

L'enfant est inévitablement émue, d'abord par la crainte de ne pas répondre à l'attente de ses auditeurs; enfin elle-même subit l'influence du morceau qu'elle exécute, influence qui peut être funeste si l'enfant la ressent trop vivement. C'est précisément là qu'est le danger. On doit beaucoup s'en défier; car la musique s'adressant pas ou peu à l'intelligence, les enfants peuvent parfaitement ressentir les impressions que l'on croit trop souvent d'une complexité supérieure à leur psychicité.

Cela est vrai presque exclusivement pour la musique active ou exécutée; car, pour exécuter une œuvre musicale, on pénètre bien davantage dans son intimité que si l'on se contente de l'écouter, et le danger que n'offre pas ou fort peu le concert écouté, se trouve tout entier et menaçant dans la musique exécutée.

Donc, il faudra surveiller de près ces enfants qui rendent à la perfection toutes les inflexions de la musique, ces petites filles qui, après audition d'un morceau de musique, l'exécutent sans une erreur de détail et avec une expression qui dénote non une copie servile mais une compréhension étonnante de l'œuvre.

D'autant mieux qu'ordinairement ces enfants-là ont un goût très développé pour la musique et ne laissent échapper aucune occasion de s'exposer à des causes d'excitation absolument nuisibles.

OBSERVATION IV.

Recueillie à la clinique des maladies mentales, due à l'obligeance<br>de M. le professeur RÉGIS.

M. X..., vingt-trois ans, présente des antécédents héréditaires assez chargés. Il compte plusieurs obsédés et phobiques dans sa famille. Dès l'adolescence, il éprouvait des scrupules variés pour le moindre motif. Depuis un temps assez éloigné, il est atteint d'obsessions superstitieuses des plus tenaces.

Au début, il attribuait un présage heureux ou malheureux à certaines choses. Aujourd'hui, il ne peut absolument rien faire si, au moment où il exécute les actes les plus divers, il n'a pas concurremment une pensée favorable. Or, précisément parce qu'il cherche automatiquement à avoir des pensées favorables, immédiatement surgissent dans son esprit les pensées défavorables : idées de maladie, de deuil, de mort, etc. Alors, il lui faut s'arrêter, recommencer l'acte, ou bien y renoncer. Et c'est à chaque instant que surviennent ces hésitations, ces impossibilités d'agir. S'habiller, marcher, passer une porte, traverser une rue, dire un mot, lire, écrire, manger, se coucher, etc., tous les actes possibles sont pesés avec inquiétude, et ils ne s'accomplissent que si une pensée favorable correspondante les accompagne.

Le malade ne peut supporter la vue de certains objets : trois bougies, par exemple. Il souffre lorsqu'on lui parle du Jour des Morts, etc. Notons en passant un moyen de défense très curieux chez ce malade : ce sont les *lavages de mains* très fréquents, sorte d'ablution morale, lorsque les idées défavorables surviennent en trop grand nombre.

M. X... cache son état, se domine devant les étrangers ; mais il passe pour original, maniaque, car il ne fait pas souvent ce qu'on lui conseille de faire, et cela, parce que ses scrupules le mettent dans l'impossibilité d'agir. Aussi, sa vie devient impossible.

Cet état malheureux est attribué par le malade et par sa mère à des excès de violon.

Musicien remarquable, il attribue une grande part de son émotivité aux excitations musicales excessives auxquelles il s'est soumis.

D'ailleurs, fait qui paraît confirmer cette opinion, M. X... ne peut faire de musique lorsque ses obsessions sont trop intenses.

Il faudra donc, dans l'éducation de l'enfance, prendre bien garde à ne pas faire de la musique une influence néfaste, et pour cela on devra observer avec attention son action sur l'état d'esprit.

M. le D^r Bellet dit dans sa thèse : « Nous avons trouvé sur ce point des avis bien différents. Un de nos amis, obsédé par la peur de la mort, était immédiatement soulagé par l'audition d'un morceau de piano. Par contre, un malade qui aimait beaucoup la musique autrefois, ne peut plus entendre de sons musicaux depuis qu'il est atteint de son obsession. »

Ainsi, l'influence est variable selon les sujets. Pour les hystériques, il en est forcément de même.

Enfin, les personnes qui ont coutume de faire de la musique, et en particulier les jeunes filles, ont souvent recours à un procédé particulier pour modifier des états d'âme spéciaux.

Sous l'influence d'une contrariété, elles s'abandonnent à une sorte de mélancolie qu'elles ont la prétention d'atténuer par la musique. Mais il n'en est rien ; car la musique qu'elles exécutent dans ces conditions est dans un rapport d'analogie très grand avec leur état d'âme ; d'où probablement insuffisance du moyen et conservation presque certaine de la tristesse dont on prétendait se débarrasser.

D'où l'on conclut qu'il faut se défier des longues après-midi que les jeunes filles un peu rêveuses peuvent passer *seules* devant un piano ou avec un violon. Cela est vraiment dange- reux. Enfin, il faudra veiller encore à la nature de l'instrument, et interdire des instruments tels que le violon, le violoncelle, aux tempéraments qui réagissent par trop vivement aux vibra- tions musicales.

Nous n'avons fait qu'effleurer cette question si importante de la musique; mais, pour l'instant, n'ayant pas eu le loisir de faire des expériences de ce genre, nous avons dû nous contenter de celles que le hasard ou la bienveillance de nos maîtres nous ont fournies.

Plus tard, peut-être, nous sera-t-il permis de revoir toutes ces considérations et de faire tous nos efforts pour leur donner de plus amples développements.

# CONCLUSIONS

Nous avons cherché de bonne foi à étudier la part de certains facteurs dans l'évolution morbide qui, chez la jeune fille en particulier, aboutit à cet état nerveux si complexe qu'on appelle l'hystérie.

Question difficile.

D'autre part, nous avons cherché si, par une direction particulière de tous les instants donnée à la petite fille, puis à la jeune fille, on ne pourait pas modifier les dispositions héréditaires ou acquises qui favorisent le développement de l'hystérie.

Question encore bien difficile à résoudre. Nous serions heureuse de lui avoir fait faire un pas et d'appeler sur elle l'attention de tous ceux qui ont charge d'éducation, et en particulier de la mère, l'éducatrice naturelle de l'enfant, ou de toutes les personnes qui, dans certaines circonstances et dans certains milieux, peuvent se substituer à elle.

Si, toutefois, nos indications préventives ne paraissent pas suffisamment précises, il faut en accuser le vague inévitable d'études purement théoriques. Tout n'est pas dit lorsqu'on a déterminé quelle conduite on doit avoir, car l'infini détail des faits se classe mal dans toutes les divisions de la théorie, à cause de leurs physionomies si différentes et rendues telles par l'innombrable variété des circonstances.

. Le meilleur conseil est nul pour une personne qui n'a pas le tact de voir où et quand on doit l'appliquer.

Donc, un traité écrit est nécessairement incomplet, insuffi-sant, car il ne peut *tout* prévoir.

Est-ce trop demander aux femmes que d'attendre d'elles cette finesse, ce tact, dont on leur fait honneur? Nous ne le croyons pas; et tous ces heureux dons ne pourront servir de plus belle cause : l'éducation de nos futures mères de famille.

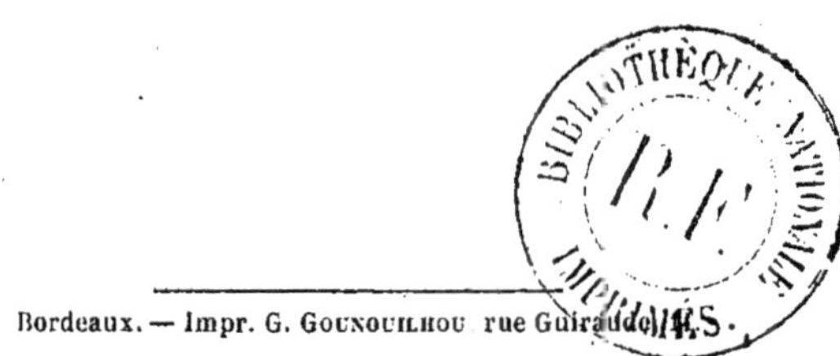

Bordeaux. — Impr. G. Gounouilhou rue Guiraude, 11-15.